Rohra
Ja zum Leben trotz Demenz!
Warum ich kämpfe

„TrotzDEM (Not Dement)
Stark sein"

Helga Rohra
9/01/2018. —

Ja zum Leben trotz Demenz!

Warum ich kämpfe

von
Helga Rohra
unter Mitwirkung von Ulrike Bez

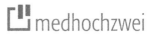

Bibliografische Information der Deutschen Nationalbibliothek

Die Deutsche Nationalbibliothek verzeichnet diese Publikation in der Deutschen Nationalbibliografie; detaillierte bibliografische Daten sind im Internet über http://dnb.d-nb.de abrufbar.

Bei der Herstellung des Werkes haben wir uns zukunftsbewusst für umweltverträgliche und wiederverwertbare Materialien entschieden.
Der Inhalt ist auf elementar chlorfreies Papier gedruckt.

ISBN 978-3-86216-283-3

© 2016 medhochzwei Verlag GmbH, Heidelberg

www.medhochzwei-verlag.de

Dieses Werk, einschließlich aller seiner Teile, ist urheberrechtlich geschützt. Jede Verwertung außerhalb der engen Grenzen des Urheberrechtsgesetzes ist ohne Zustimmung des Verlages unzulässig und strafbar. Dies gilt insbesondere für Vervielfältigungen, Übersetzungen, Mikroverfilmungen und die Einspeicherung und Verarbeitung in elektronischen Systemen.

Satz: Reemers Publishing Services GmbH, Krefeld
Illustration und Umschlaggestaltung: Eugen Wachter, St. Martin
Umschlagfoto: www.cristinabobe.com
Druck: CPI books GmbH, Leck

Der Abdruck der Gedichte *Ziehende Landschaften* und *Es gibt dich* von Hilde Domin erfolgte mit freundlicher Genehmigung des S. Fischer Verlags.

Inhaltsverzeichnis

Vorwort Helga Rohra 7
Vorwort Ulrike Bez 9
1 Veränderung in der Demenz 11
2 Berührungen 15
3 Im Wartezimmer 18
4 Wie ich meinen Alltag bewältige 23
5 Irrfahrten 36
6 Ich spreche für mich selbst 41
7 Gefühle 45
8 Plädoyer für einen Umgang „Auf Augenhöhe" 57
9 Mein Glaube 63
10 Gesellschaft im Umbruch 67
11 Mut machen 84
12 Ethik 88
13 Nützliche Tipps für den Alltag 91
14 Ein Nachwort von Ulrike Bez 96

Vorwort Helga Rohra

Willkommen in der Gedanken- und Gefühlswelt eines Menschen mit Demenz! Mein Weg begann mit der Diagnose vor acht Jahren, es fühlt sich an wie eine Ewigkeit. Von ganz unten aus der Depression habe ich mich hochgearbeitet zu dem, was ich heute bin. Es war kein leichter Weg. Etwas in meinem Inneren hat mich dazu angetrieben. Nennen wir es Glaube, nennen wir es Lust auf Verwandlung. Vielleicht war es auch schlicht eine Flucht nach vorne. Das Wichtigste war, meine noch existierenden Fähigkeiten in den Mittelpunkt meiner eigenen Aufmerksamkeit zu rücken und nicht die zahlreichen Unfähigkeiten und Einschränkungen, die die Krankheit mit sich bringt.

Vor meiner Diagnose war ich Konferenzdolmetscherin. Heute übersetze ich die Gedanken- und Gefühlswelten der Menschen mit Demenz für die Gesunden. Seit 2012 bin ich Vorsitzende der Europäischen Arbeitsgruppe der Menschen mit Demenz. Ziel dieser Gruppe ist es, unsere Bedürfnisse und Forderungen zu artikulieren und sie auf nationaler und europäischer Ebene voranzubringen.

Eine wundervolle Würdigung meiner Arbeit habe ich 2014 erfahren. Für meine Leistungen im Bereich Demenz habe ich den Deutschen Engagementpreis erhalten. Überreicht wurde er mir von Bundesfamilienministerin Manuela Schwesig am 5.12.2014 in Berlin. Einen weiteren Preis erhielt ich im Dezember 2015, ebenfalls in Berlin. Dort wurde ich zur Botschafterin für internationales Engagement ernannt.

Meine Botschaft: Demenz muss nicht das Ende sein. Demenz kann auch der Anfang eines anderen, neuen Lebens sein. Dies kann gelingen in einer Gesellschaft, deren Bewusstsein sich in Bezug auf Menschen mit Demenz verändert: eine inklusive Gesellschaft, die uns und unsere Angehörigen nicht ausgrenzt, sondern einbezieht. Einbeziehen heißt: sich auf unsere Bedürfnisse einstellen, auf uns zugehen, den Dialog mit uns suchen, gemeinsam wachsen.

An dieser Stelle geht ein besonderer Dank an Ulrike Bez, die mich nicht nur beim Schreiben unterstützt hat, sondern mich als Seelenverwandte begleitet; an meinen Sohn Jens, der mir Mut macht und mich nach Kräften unterstützt; und an die sehr professionelle und menschliche Begleitung durch Annette Kerstein vom Verlag medhochzwei. Ganz besonders möchte ich mich bei meinem Vorstand des Vereins Trotzdemenz e.V. und seinen warmherzigen Mitgliedern bedanken, die mein Thema klug und empathisch voranbringen. Vielen Dank nicht zuletzt an alle meine Freunde und Facebook-Anhänger, die mich auf meinem Weg bestärken und unterstützen.

Sie, liebe Leserinnen und Leser, lade ich ein, trotzDEM mutig mit mir nach vorne zu gehen.

Vorwort Ulrike Bez

Helga Rohra fällt aus dem Rahmen. Sie passt nicht in das vorherrschende Bild eines Demenzbetroffenen.

Kennengelernt haben wir uns 2011 auf einer Tagung. Es war einer ihrer ersten öffentlichen Auftritte und ihr Buch „Aus dem Schatten treten"[1] war gerade erschienen. Von Anfang an gab es viele Berührungspunkte zwischen uns.

Ich hatte zu dieser Zeit die Initiative „Demenzfreundliche Kommune"[2] in meinem Heimatdorf Sonnenbühl/Schwäbische Alb mit Ausstellung, Videoinstallation, Vorträgen und Austausch für Angehörige und Betroffene durchgeführt und mich mit der bundesweiten Initiative der Aktion Demenz e.V. vernetzt. Aus unseren zahlreichen Gesprächen entwickelte sich eine Freundschaft, ich lernte den Menschen Helga Rohra näher kennen.

Im Jahr 2012 entstand in Kooperation mit der Hochschule für Heilpädagogik in Zürich das Hörbuch zu ihrem Buch „Aus dem Schatten treten" und das Video „Demenz & Esprit"[3] unter meiner Regie. In den folgenden Jahren unterstützte ich sie bei ihren medialen Auftritten und übernahm ihre PR- und Öffentlichkeitsarbeit. Diese intensive Zusammenarbeit bedeutete eine neue Sicht auf die nationale und internationale Demenzlandschaft, wobei ich ihr politisches Engagement voll und ganz unterstützte.

Im Jahr 2014 wurde die Idee geboren, ein Buch herauszubringen, das Menschen mit Demenz und ihren Stellenwert in der Gesellschaft thematisiert. Ich bin sehr stolz, als Co-Autorin an diesem Buch mitgewirkt zu haben. Über einen Zeitraum von mehr als einem Jahr haben wir intensiv zusammengearbeitet. Aus den bunten handschriftlichen Aufzeichnungen, die Helga Rohra thematisch in Schachteln vorsortiert hatte, entstand Stück für Stück das Manuskript. Ihr ausgeprägtes Sprachge-

---
1 Rohra, Helga: Aus dem Schatten treten. 2011.
2 www.bezmedien.de/index.php/auf-augenhoehe
3 Interkantonale Hochschule für Heilpädagogik: Demenz und Esprit (DVD). Jürgen Steiner im Gespräch mit Helga Rohra und Richard Taylor.

fühl spornte mich an, den Text stilistisch immer weiter zu verbessern, bis zum letzten Feinschliff. Ihre Begeisterungsfähigkeit ist ansteckend, und so verwundert es nicht, dass wir mit Leichtigkeit und Lebensfreude an das Thema herangehen.

Je länger ich sie kenne, umso mehr bewundere ich sie. Mit aller Kraft setzt sie sich für die Rechte von Menschen mit Demenz ein. Mit Charme und Durchsetzungsvermögen hat sie in vielen TV-Talkshows die Herzen der Menschen erreicht und es geschafft, das Thema Demenz salonfähig zu machen. Sie ist eine charismatische Persönlichkeit voller Enthusiasmus und positiver Energie. Sie besteht darauf, mit ihren Fähigkeiten gesehen und akzeptiert zu werden und ein selbstbestimmtes, freies Leben zu führen. Vorne stehen, vorangehen. Die Rolle der Impulsgeberin ist ihr auf den Leib geschneidert. Ihre Botschaft stärkt sowohl Betroffene als auch Angehörige und Pflegende. Durch ihren unermüdlichen Einsatz leistet sie einen wichtigen gesellschaftspolitischen Beitrag zur Veränderung der Sicht auf das Phänomen Demenz.

Das Thema Inklusion ist in aller Munde und geht einher mit dem Infragestellen von herrschenden Normen und Werten. Dieser Paradigmenwechsel ist notwendig, wenn wir Inklusion als wirkliche Teilhabe begreifen; als Teilhabe für alle, für Menschen mit Behinderungen im Allgemeinen und auch für Menschen mit Demenz. Auch für Menschen wie Helga Rohra! In einer Zeit, in der Solidarität und Zusammenhalt verschwinden und wir von einer ökonomisch immer ungerechteren Umverteilung nach oben betroffen sind, ist diese Forderung politisch brisant. Helga Rohra zeigt uns die Facetten ihrer Demenz und fordert jeden Einzelnen von uns auf, uns mitsamt unseren vielfältigen Schwächen und Stärken einzubringen. Sie rebelliert gegen den Optimierungsgedanken und bringt Qualitäten wie Entschleunigung und Achtsamkeit ins Spiel.

Ich denke, es täte uns allen gut, sich von ihren Gedanken und Visionen inspirieren zu lassen. Schließlich zeigt sich die Reife einer Gesellschaft am Umgang mit ihren Schwachen. Dass Schwachsein nicht Handlungsunfähigsein, sondern aktives Gestalten und eigeninitiatives Handeln bedeuten kann, zeigt sie uns auf eindrucksvolle Weise.

Ich wünsche ihrem Buch viele Leserinnen und Leser, damit sich die Begegnung auf Augenhöhe durchsetzt.

Kapitel 1
Veränderung in der Demenz

Ziehende Landschaften

Man muß weggehen können
und doch sein wie ein Baum:
als bliebe die Wurzel im Boden,
als zöge die Landschaft und wir ständen fest.
Man muß den Atem anhalten,
bis der Wind nachläßt
und die fremde Luft um uns zu kreisen beginnt,
bis das Spiel von Licht und Schatten,
von Grün und Blau
die alten Muster zeigt
und wir zuhause sind,
wo es auch sei,
und niedersitzen können und uns anlehnen,
als sei es an das Grab
unserer Mutter.

(Hilde Domin)[1]

---

1 Domin, Hilde: Ziehende Landschaft. Aus: dies., Gesammelte Gedichte. © S. Fischer Verlag GmbH, Frankfurt am Main 1987.

Ich möchte darüber schreiben, wie sich Demenz heute für mich anfühlt und welche neue Lebensphilosophie mit ihr und durch sie entstehen kann. Im Vordergrund steht nicht das Medizinische oder Pathologische, sondern in erster Linie das Sich-selbst-Annehmen, so wie man ist. Das bedeutet: das Funktionieren im Alltag, wie ich und die anderen es von mir erwarten, ist verschwunden und weg. Wenn ich sage „Es ist weg", schwingt darin eine tiefe Trauer mit. Es ist der Schmerz darüber, dass das, was ich einmal hatte, mir für immer verlorengegangen ist. Ich stehe vor der Frage: Was bleibt, wenn „der Geist schwindet"? Woran halte ich mich, wenn mein Alltag brüchig wird? Was jetzt zählt, ist viel Geduld und Liebe zu sich selbst. Dies sind die ersten und wichtigsten Schritte aus der Krise.

Hinzu kommt, dass wir Demenzbetroffene nach der Diagnose sehr gegen das Selbstmitleid ankämpfen müssen. Auch die anderen bemitleiden uns, wenn sie von unserem Schicksal hören. Sie sagen: „Ach du Arme, so eine schlimme Diagnose und das in deinem Alter!" Ein weiteres, übermächtiges Gefühl ist die Angst. Der eine weint, die andere wird aggressiv. Dahinter steckt die Furcht, zur Last zu fallen. Niemand will eine Bürde sein. Denn wir Menschen sind sehr darauf bedacht, unseren eigenen Beitrag zu leisten, autonom zu sein und für uns selbst zu sorgen. Wir wollen zuallererst geben, nicht nehmen; das liegt in unserer Natur.

Als ich im Jahr 2008 die Diagnose bekam, versank ich in eine tiefe Depression. Düstere Gedanken kreisten in meinem Kopf: „Bin ich jetzt nur noch eine Last für die anderen?" „Was bin ich überhaupt noch wert?" In meinem ersten Buch „Aus dem Schatten treten" habe ich beschrieben, wie ich mich aus diesem Negativkreislauf befreit habe und zu der Person wurde, die ich heute bin.

Wenn man eine Krise durchlebt, gerät das ganze Gebilde der eigenen Persönlichkeit ins Wanken. Alle Beziehungen müssen neu überdacht und geordnet werden. Es bleibt, im wahrsten Sinne des Wortes, kein Stein auf dem anderen. Der Mensch neben mir, sei es mein Sohn, eine Freundin oder ein Bekannter: Es ist immer die Angst da, nicht verstanden zu werden. Ich bin mit mir selbst absolut unzufrieden. Ich vergesse Dinge, ich mache Fehler. Über allem schwebt das drohende Scheitern, und dann ist ständig diese Trauer da, stark und herausfordernd. Ein Gefühl der Ohnmacht, das allgegenwärtig ist. Alle Wahrnehmungen im Beziehungssystem verschieben sich. Die innere Verzweiflung hat mich im Griff. Was fange ich nur damit an?

Meine Strategie heraus aus dieser Krise war: Ich besann mich auf die innere Stärke, die in jedem Menschen verborgen ist. Wenn ich tief in mich gehe, weiß ich, es geht trotzdem weiter. Vertrauen ist hier essentiell. Vertrauen in mich und in meinen Gott.

In dem Moment, in dem ich die Diagnose gestellt bekomme, stehe ich abrupt an einem Scheideweg. Plötzlich müssen neue Prioritäten gesetzt werden. Mit der Angst vor dem Verlust musste ich mich zuerst alleine und dann zusammen mit meinen Angehörigen auseinandersetzen. Aber das braucht Zeit, viel Zeit. Erst viel später bemerkt man, wie gut es war, Ballast abzuwerfen und mit leichtem Gepäck ins neue Leben zu reisen.

Am Anfang dieses Prozesses ist das Wichtigste, sich selbst von jedem Druck zu befreien. Ich musste lernen, meinem Sohn das Gefühl zu geben, dass ich immer noch und auch in Zukunft dieselbe Person bin wie vor der Krankheit. Er wiederum musste lernen, mich nicht an meinen früheren Leistungen zu messen, sondern Nachsicht mit mir zu üben. Mir hat es geholfen, die Langsamkeit zu entdecken. Das ist schwerer, als es sich anhört, denn in unserer beschleunigten Welt, in der das Prinzip „Schneller-Weiter-Höher-Besser" herrscht, erfordert dies viel Mut. Man muss lernen, sich Zeit zu nehmen, sich an die neue Situation heranzutasten, widersprüchliche Empfindungen zuzulassen und ein Gefühl für sich selbst zurückzubekommen. Das ist ein äußerst komplexer Vorgang, anstrengend und klärend zugleich. Von außen mag es scheinen, als sei man stehen geblieben, innerlich jedoch ist enorm viel in Bewegung.

Wenn man sich auf diesen Prozess einlässt, ist es von großer Bedeutung, sich in dieser Orientierungsphase nicht grundsätzlich infrage zu stellen. Das wäre nicht hilfreich, sondern selbstzerstörerisch. Nein, ich muss mir täglich mehrmals sagen: Ich bin wie ich bin, und das ist gut so! Was jetzt zählt, ist ein langsamer, aber stetiger Aufbau von Wertschätzung sich selbst gegenüber, denn es ist eine tägliche Herausforderung, mit der Demenz zu leben. Ich bin gezwungen, immer und immer wieder neu aufzustehen. Das ist anstrengend, aber es lohnt sich, täglich die Verzweiflung abzuschütteln und sich zusammenzureißen. Mit der Zeit wird deutlich, dass man dabei ist, einen Reifeprozess zu durchleben, in dem man als Mensch wachsen und eine ungeahnte Stärke erreichen kann.

Und dann sind da diese Tage ...

Es überkommt dich einfach

Du spürst es ja täglich – du bist nicht mehr DU

Setze dir ein Ziel – ein noch so kleines

Nur du kannst es – sei zuversichtlich

DU schaffst es!

Immer nur DU!

Es gibt diese Momente – fange sie ein – jetzt

Es ist nichts, wie es mal war!

Kapitel 2
Berührungen

Wir alle haben unsere eigene Realität. Jede und jeder von uns lebt in seiner oder ihrer Welt.

Du – du planst und strebst danach, deinen Traum zu verwirklichen. Ein Hamster im Tretrad, vergisst dich und das Jetzt.

ICH – ich spüre das Jetzt und halte mich am Gestern fest. Ich plane nicht, ich bin dankbar für das Heute.

Ich kämpfe nicht – ich strebe nach nichts, ich spüre, was in meinem Leben wichtig ist.

Ich fühle die Fülle meines Lebens trotzDEM.

Wenn sich unsere Welten, unsere Realitäten berühren wollen, dann tritt ein in meine Welt und du wächst an diesem Jetzt.

Ich sitze beim Arzt. Die Diagnose lautet unwiderruflich:
„Sie HABEN Demenz."

Patient: „Ich FÜHLE mich aber nicht so."

Die medizinische Feststellung sieht nur den Abbau des Gehirns. Im Vordergrund steht nicht der Mensch, sondern die Diagnose. Der Begriff „Demenz" leitet sich ab aus dem Lateinischen Wort „demens". Mens heißt Geist, de-mens heißt also „ohne Geist" oder geistlos, Ohne-Geist-Sein.

Was aber, wenn ich mich nicht dement fühle? Wie fühlt sich Demenz überhaupt an? Gibt es denn ein bestimmtes Demenzgefühl? Ich mache einen Unterschied zwischen Demenz-haben, einem Status, der unveränderbar ist und in der Pflege endet, oder Dement-sein, das von meiner Tagesform abhängt und einen schnellen Wechsel zwischen Höhen und Tiefen mit sich bringt. Immer wieder diese Gedanken: Was hat meine Persönlichkeit ausgemacht und wer bin ich heute? Früher war ich sehr leistungsstark und erfolgsorientiert, war finanziell gut gestellt, habe Anerkennung bekommen und hatte ein klares Ziel: Alles sollte so weitergehen. Immer besser, immer mehr. Dann klopfte plötzlich Frau Demenz an meine Tür. Seither stellen sich für mich ganz andere Fragen: Woran kann ich mich aufrichten? Woran kann ich heute wachsen?

Die Gehirnscans, die mein Arzt mir vorlegt, werden immer bunter. Viele verschiedene Farbflecke in allen Nuancen zeigen, dass Millionen von Neuronen in meinem Gehirn fortwährend absterben. Orange, gelbe und grüne Farbfelder zeigen die Atrophien, also den Abbau meines Gehirns an. Wäre es nicht mein Gehirn, könnte ich mich an den Farbflecken freuen und sie als Kunstwerke betrachten. So aber bin ich sehr betroffen und frage bange: „Aber ich bleibe doch immer noch Helga, oder nicht?" Wie aber geht das? Wie kann das sein? Wie kann ich auch in Zukunft präsent sein? Wie weiterhin am Leben teilnehmen und die Fülle des Lebens genießen? Gibt es dafür einen Weg, vielleicht sogar eine Anleitung, ein Rezept?

Trotz DEM(ENZ) fühle ich mich stärker jedes Jahr. Und meistens bin ich glücklich! Wie gelingt mir das? Auch viele Jahre nach der Diagnose heißt es für mich, das Leben immer wieder neu zu definieren: Was brauche ich? Was kann ich geben?

Ich brauche das Gefühl, gebraucht zu werden. Ich möchte als vollwertiger Mensch gesehen werden. Ich will mit meinem ganzen Sein dazugehören! Ich möchte Mut machen und beweisen, dass auch ein Leben mit Demenz gelingen kann. Wenn du meine Welt betreten willst, nimm mich so an, wie ich bin und komm mir entgegen. Bemühe dich um mich, du kannst es! Aber die Brücke musst du bauen. Ich kann es nicht mehr. Begegne mir auf Augenhöhe!

Gefühle

Was hat sich in meiner Gefühlswelt verändert?

Schuldgefühle

Eine Last zu sein

Sich klein fühlen

Weil man nichts mehr leistet

Immerzu die Angst

Etwas falsch zu machen

Etwas Falsches zu sagen

und Menschen

zu verletzen

zu verlieren

Die große Angst

mich selbst zu verlieren.

Wie lange werde ich die Kraft haben,

an mich zu glauben

und mich immer wieder aufzurichten?

Kapitel 3
Im Wartezimmer

Du weißt nicht, was auf dich zukommt und wer dir begegnen wird. Es hat lange gedauert, bis ich den Mut fasste, mich neurologisch untersuchen zu lassen. Aber es war unumgänglich, denn schließlich brauchte ich Klarheit darüber, was mir fehlt. Es ist anstrengend, diese Ausfälle und Einschränkungen zu verbergen und vor sich selbst im Stillen zu rechtfertigen. Ich suchte Entschuldigungen, mal war es Müdigkeit, mal Überforderung. Aber als analytischer Mensch mit Hang zum Perfektionismus musste ich mir mein Nichtfunktionieren erklären lassen.

Ich sehe die Patienten im Wartezimmer: die meisten älter als ich, aber ich sehe auch einige jüngere. Prüfend wandert mein Blick über die Schar von verunsicherten Menschen, die sich an ihre Begleiter klammern. Aber da sitzen auch die Hochbetagten. Bei ihnen ist eine gewisse Teilnahmslosigkeit zu spüren. Als ob sie sagen wollten: „Mein Leben habe ich gut gemeistert, was soll ich jetzt noch hier?"

Ich versuche mich mental einzustellen. Natürlich ist mir die schwierige Situation bewusst.

Vor meinem geistigen Auge ziehen Episoden aus meinem Leben vorbei. Mein Ankommen in der Erstaufnahmeeinrichtung Zirndorf für Flüchtlinge im Jahr 1972. Ich kann mir das gut merken, weil es das Jahr der Olympiade war. Ich kam aus Siebenbürgen in Rumänien aus einer Familie, die dort der unterdrückten deutschen Minderheit angehörte. Meine Familie war sehr strebsam und Freiheit war unser wichtigster Wert. Die Verhältnisse waren bescheiden, meine Eltern streng. Das Motto meiner Großmutter war: „Wir schaffen es!"

Wir hatten Hühner und Pferde und eine kleine Landwirtschaft. Es war ein sehr einfaches Leben. Ehrgeiz und Disziplin begleiteten mich von Kind auf. Ich lernte gerne, las in der vierten Klasse schon den „Zauberberg" von Thomas Mann und die Theaterstücke von Molière. In meiner Jugendzeit verschlang ich auch die antiken Dichter, wie Sophokles, Ovid und wie sie alle heißen.

Meine Studienzeit in München habe ich mir als Putzfrau, Au-pair-Mädchen und Nachhilfelehrerin verdient. Es waren Jahre des Aufbruchs, die ich in vollen Zügen genoss. Mit 19 Jahren war ich damals gerade volljährig und fest entschlossen, in diesem neuen Land meinen Weg mit Schwung zu gehen und alle Hindernisse zu meistern, die sich mir in den Weg stellen.

Aus dieser eigenen Erfahrung heraus verstehe ich gut, was die Flüchtlinge heute antreibt, möchte aber ihre Situation nicht mit meiner damaligen vergleichen, denn sie haben es viel schwerer als ich. Ihnen fehlt die Sprache, und sie haben eine andere Kultur. Ich sehe es als unsere humanitäre Pflicht an, ihnen zu helfen, und empfinde sie als eine Bereicherung für unsere Gesellschaft, denn sie bringen viele menschliche Werte und eine große Beharrlichkeit mit. Sie haben Ziele und können Vorbilder sein. Wir dürfen auch nicht vergessen, dass die Traumata, die sie erlebt haben, später möglicherweise zu dementiellen Veränderungen führen können.[4] Eine weitere Krise kommt mir in den Sinn. Vor einigen Jahren habe ich eine Krebserkrankung überstanden. Damals habe ich mich ganz auf meine eigenen Heilkräfte konzentriert und keine Schulmedizin angenommen. Mit dieser Einstellung und innerer Kraft habe ich es geschafft.[5]

Dann werde ich in das Sprechzimmer gebeten. Mir gegenüber sitzt der Arzt. Ohne Einleitung teilt er mir die Diagnose „Lewy-Body-Demenz" mit. Augenblicklich ist mir klar: Die Demenz wird einen wesentlichen Platz in meinem Leben einnehmen, ob ich will oder nicht. Ebenso klar ist, dass es an mir liegt, WIE ich damit umgehen werde. Für mich ist die Demenz eine facettenreiche Person, die mich von nun an begleitet und ein Teil meines Lebens wird. Deshalb behandle ich sie wie eine neue Bekannte und nenne sie „Frau Demenz". Vielleicht werden wir Freundinnen werden. Ich hoffe es sehr. Oder wird sie sich als über-

---

4 Mehr zum Thema Demenz und Migration auf der Seite der Bundesregierung: www.wegweiser-demenz.de/informationen/gesellschaft-und-demenz/demenz-und-migration.html
5 Dies ist Helga Rohras persönliche Erfahrung und nicht als medizinische Anweisung zu verstehen.

griffig herausstellen und ich muss sie in ihre Schranken weisen? Keinesfalls will ich Frau Demenz alles überlassen, sondern meine Selbstständigkeit und meine Freiheit behalten! Sie kommt ja gewaltig und macht sich breit, nicht nur in deinem Leben, sondern in deiner ganzen Familie. Sie bringt vieles mit sich: Ängste, Depression, Lethargie und viele Medikamente.

Vergiss den Arzt, die Medikamente[6], die negativen Geschichten der anderen! Setze auf die Heilkraft deines Körpers – sei sanft und gütig zu ihm – dann aktivierst du ungeahnte Ressourcen. Es liegt nur an dir, glaube mir! Du alleine kannst kämpfen. Besinne dich darauf, was du bist, was deine Stärken sind und deine Werte. Sei mächtig stolz auf dich. Hier geht es allein um dein Leben!

Erzähle deinen Freunden und Nachbarn selbstbewusst von deiner Krankheit. Es gibt keinen Grund, sich dafür zu schämen. Ich selbst habe es viel zu lange geheim gehalten, weil ich glaubte, mich schützen zu müssen. Aus heutiger Sicht war das eine Fehleinschätzung. Mein Outing[7] damals fiel mir schwer, aber ich habe es nie bereut. Im Gegenteil, ich lebe seitdem wesentlich entspannter. Mein Versteckspiel kostete mich unnötig viel Kraft. Das Stigma abzuschütteln ist etwas sehr Befreiendes.

Du wirst lernen, die „Dame Demenz" anzunehmen. Sie ist ja auch nicht alle Tage gleich fordernd. Gehe gut mit dir um und setze dich nicht unter Druck, aber lasse dich nicht gehen! Finde deine Balance. Sei nachsichtig mit dir, wenn du Fehler machst und suche dir deinen eigenen neuen Sinn. Vernetze dich. Bleibe nicht alleine. Suche Kontakte. Mach dir und anderen Mut. In den Selbsthilfegruppen, die es auch online gibt, lernst du wahre Heldinnen und Helden kennen. Menschen, die Frau Demenz in ihr Leben integriert haben.

Du merkst es, dies ist ein Plädoyer für das Leben! Du besitzt nur dieses eine Leben und niemand und nichts – auch keine Frau Demenz – kann es dir nehmen!

---

6 Dies ist kein Aufruf, alle Medikamente wegzulassen. Helga Rohra hat damals diese Entscheidung in Absprache mit ihrem Arzt getroffen. Jeder Mensch ist für seine eigenen Entscheidungen verantwortlich. Bei Krebs sollten Sie unbedingt regelmäßig Ihren Arzt konsultieren!
7 Der Begriff „Outing" wird hier in der Bedeutung von Veröffentlichung einer privaten Information verwendet.

ZERBRECHLICH
VERWIRRT
VERLASSEN
VERLOREN
WUNDE SEELE
STÜCKE KLEBEN
KLAR SEIN
SICH EINMISCHEN
PRÄSENT SEIN
trotzDEM

Stell dir vor, du wachst auf und weißt nicht, wo du bist und welcher Tag heute ist. Du planst nicht, denn du kannst es nicht mehr. Dein körperlicher Zustand wechselt stark und du fühlst dich abhängig von deinem Körper. Oft bist du unten, aber du stehst immer wieder auf. Du hast ein starkes Motiv: einen Sinn in deinem Leben, für den es sich zu kämpfen lohnt.

Du sprichst selten über die verschiedenen Symptome, die dich durcheinanderwirbeln. Du hast ein Syndrom, eine Anhäufung von Krankheitszeichen. Es ist notwendig und es tut gut, diese Tatsache anzunehmen. Alles hat nun ein anderes Tempo. Du entdeckst die Langsamkeit, hast Zeit für deine emotionale Welt. Du setzt neue Prioritäten – ohne Verpflichtungen, ohne Druck.

Du vergisst, was war und was du willst. Überall deine Erinnerungsstützen, von denen du umgeben und gehalten bist. Die Menschen, die bereit sind, deine Welt als wertvoll anzuerkennen, dürfen bleiben. Die anderen lässt du gehen. Nachweinen gibt es nicht. Für Mitleid und jede Art von generalstabsmäßiger Planung gibt es keinen Platz in deiner Welt. Du willst eine Begegnung auf Augenhöhe mit deiner einzigartigen Persönlichkeit.

Wenn die Zeit kommt,
in der die Worte verblassen,
spricht weiterhin mein Herz.

Ich bin wie du,
nur irgendwie zerbrechlicher.
Ich bin wie du,
nur irgendwie ist jeder Moment wertvoller.
Ich bin wie du.
Wir werden beide gehen.

Behalte mich als die Kämpferin,
ich bin irgendwie wie du, oder?

Kapitel 4
Wie ich meinen Alltag bewältige

Die Unsicherheit begleitet mich. Einige Fähigkeiten habe ich verloren. Ich kann meinen Alltag nicht mehr so strukturieren wie früher. Der Überblick über den Tagesverlauf ist nicht mehr da. Im Vordergrund stehen das Spontane und die Langsamkeit. Wenn ich aufwache, liegt der Tag wie eine Wüste vor mir, trocken und unwirtlich. Nichts Konkretes ist zu erkennen. Die Gedankenbilder flimmern wie eine Fata Morgana vor meinen Augen. Am Morgen brauche ich ziemlich lange, um mich zu sortieren und meine Demenzwüste zu verlassen. Wo ist die nächste Oase, was bringt der Tag? Mein Hund Henry ist der erste Lichtblick. Er freut sich mit mir und gibt mir Auftrieb für den Tag.

Wenn etwas Wichtiges anliegt, zum Beispiel eine Reise, dann habe ich mir am Abend zuvor einen Zettel vorbereitet. Darauf steht in drei verschiedenen Farben, was heute ansteht. Dieser Zettel ist mein Lotse durch den Tag. Ohne diese Gedächtnisstütze wäre ich nahezu verloren und nicht mehr handlungsfähig. Alles, was wichtig ist, auch die kleinen Dinge des Alltags, schreibe ich mir auf. Mein Terminkalender sieht so aus: „Geh zur Post" oder „telefoniere mit ..." Habe ich etwas erledigt, hake ich es ab. Überall in der Wohnung hängen Merkzettel. Mein Sohn hat mir eine ganze Reihe Foto-Ordner im Handy angelegt, damit ich beim Einkaufen von Kleidung eine Hilfestellung habe. Vielleicht möchte ich nochmals ein lila T-Shirt, dann suche ich in diesem Foto-Ordner nach T-Shirts und weiß dann, ob ich so eines schon habe. Meinen Kleiderschrank haben wir ebenfalls mit Zetteln versehen: Pullover für den Alltag oder Blusen für einen Auftritt/eine Konferenz. Wenn ich Lebensmittel einkaufen gehe, nehme ich immer mein Smartphone mit, um den Bilderordner mit den Lebensmitteln aufzurufen. Früher haben mein Sohn und ich die Bilder aus den Prospekten ausgeschnitten, aber seit ich die Ordner im Smartphone habe, ist das überholt.

Supermärkte und große Kaufhäuser meide ich, weil sie mich zu sehr verwirren. Früher ging ich sehr gerne in der Stadt shoppen. Heute bleibe ich lieber in meinem Viertel, wo ich mich auskenne. Ich genieße den Kontakt mit den Verkäufern in den kleinen Läden der Nachbarschaft. Sie kennen mich und meine Geschichte, sind sehr hilfsbereit und ich kann mich auf sie verlassen. Leider kann ich nicht mehr Auto fahren, was ich sehr vermisse. Auch am Computer kann ich nicht mehr selbstständig arbeiten. Aber mit viel Mühe und Geduld habe ich mir etwas davon wieder angeeignet. An guten Tagen kann ich selbstständig E-Mails beantworten. Abends geht es mir meistens am besten, dann kann ich mich gut konzentrieren und Texte verfassen. Die meisten Texte für dieses Buch habe ich spät abends und in der Nacht in dem Wissen geschrieben, dass am nächsten Morgen alles wieder wie weggewischt sein wird.

Ich kann nicht mehr angstfrei leben, denn die Furcht, alles zu verlieren, sitzt mir ständig im Nacken. Bildlich gesprochen fühlt es sich so an: Stellen Sie sich vor, Sie sehen durch das Fenster in Ihrer Wohnung. Die Scheibe ist klar, Sie können hinaussehen. Sie sind es gewohnt, mehrmals am Tag durch dieses Fenster zu schauen. Plötzlich ist vor diesem Fenster nun ein Rollo. Sie können nicht mehr nach draußen sehen. Es gibt auch keine Möglichkeit, das Rollo hochzuziehen. Das Fenster gibt es ab jetzt nur noch mit Rollo. Sie schwanken zwischen Empörung und Verzweiflung. Sie verstehen nicht, wie das Rollo dort hingekommen ist. Sie wissen nur, es ist jetzt da und Sie haben keinen Schalter oder Knopf, den Sie betätigen können, damit es wieder hochgeht. Die Situation ist ohne Ausweg.

Mir hilft in diesem Zustand mein unerschütterliches Grundvertrauen. Mein Vertrauen darauf, dass ich mit allem, was auf mich zukommt, umgehen kann. Das ist eine Kraftquelle, die nie versiegt. Auf sie zurückgreifen zu können, ist ein großes Glück für mich. Ich bin davon überzeugt, dass ich ohne diese Kraftquelle heute nicht mehr in der Lage wäre, von meinen Erlebnissen zu berichten.

Ich achte sehr darauf, negative Gefühle in Schach zu halten. Anfangs musste ich mir diese bewusst verbieten und habe mir immer wieder gesagt: „Das darfst du nicht denken" oder „Denk jetzt nicht an sowas!" Wenn man das konsequent macht, kann man sich aus dieser Negativspirale befreien. Positive Affirmationen sind für mich: „I am simply the best" und „I am not a victim – I am a victor." Das bedeutet: „Ich bin kein Opfer, sondern ein Sieger." Indem ich mich derart zelebriere, kehrt mein Gleichgewicht zurück. Dennoch muss ich täglich an meinen guten Gefühlen arbeiten.

Gute Gefühle

DANKBAR sein

dass ich glauben kann

an meinen Gott und an mich

dass ich mich annehme

mit all meinen Unzulänglichkeiten

dass ich dem Verlorenen

nicht nachweine

sondern das wertschätze

was ich noch kann

Die Krankheit hat mich verändert, ob meine Angehörigen und Freunde es sehen wollen oder nicht. Ich bin viel sensibler als früher und auch etwas vorsichtiger und verhaltener im Umgang mit meinen Mitmenschen. Die Draufgängerin von früher suchen Sie heute vergeblich. Rebellisch bin ich jedoch geblieben. Ich kann sehr genau sagen, was ich nicht will und kann mein Unbehagen mit Humor und sogar Ironie rüberbringen.

Menschen mit Demenz, egal in welchem Stadium sie sich befinden, brauchen ein Umfeld, das sich auf sie einlässt. Sie brauchen ganz sicher niemanden, der in ihrer Anwesenheit über sie spricht, als wären sie nicht da. Sie brauchen ganz sicher niemanden, der sie behandelt wie eine leere Hülle. Ich selbst fühle mich oft schon ganz „vertrottelt". Deshalb erwarte ich von den anderen umso mehr, dass sie mich nicht runterziehen, sondern wertschätzend behandeln.

Insbesondere von meinen Angehörigen und Freunden erwarte ich, dass sie meine permanenten Zweifel und Unsicherheiten nicht verstärken, sondern zerstreuen, so gut sie können. Oft sage ich „Ja sag mal, jetzt bin ich aber ganz schön vertrottelt." Wenn dann jemand sagt: „Ach, das passiert mir auch manchmal", oder: „Ach was, mach dir nichts draus, das ist doch halb so schlimm", dann geht es mir gleich besser. Wenn ich mit Freunden esse, kann es passieren, dass ich sage: „Ach gib mir doch mal das Ding, wo das Salz herauskommt", weil mir nicht mehr einfällt, dass es Salzstreuer heißt. Neulich wollte ich zu meinem Sohn sagen: „Heute mache ich uns Pizza mit Gemüse", stattdessen sagte ich: „Heute mache ich uns Pudding mit Gemüse." Wir haben herzlich gelacht. Mein Sohn legt sogar eine Liste mit meinen Wortfindungsstörungen an. Er findet sie kreativ. Das ist eben unsere Art, mit meiner Demenz umzugehen.

Seit ich durch meine Krankheit meinem Beruf nicht mehr nachgehen kann, lebe ich von einer kleinen Rente. Es ist also für mich nicht nur ein täglicher Kampf mit den Symptomen meiner Demenz, sondern auch eine tägliche Sorge um das Überleben. Ich habe keinen Kreis von Angehörigen, auf den ich zurückgreifen und der mich unterstützen könnte. Ich beneide die Menschen, die in einen großen Familienverbund eingebettet sind. Mein einziger Angehöriger ist mein Sohn. Jens lebt noch bei mir und unser Weg war nie einfach. Er hat das Asperger-Syndrom und braucht eine ganz bestimmte Art von Unterstützung, die ich ihm trotz meiner Demenz immer noch geben kann. Seit Kurzem ist er berufstätig und nicht mehr von mir abhängig. Das ist eine große Erleichterung; Mutter und Sohn sind ein starkes Team. Wir ergänzen und unterstützen uns, ohne uns zu erdrücken. Er ist mein Logiker und mein Organisator. Er lotst mich durch den Demenzdschungel.

Allerdings gibt es nicht nur die harmonischen Momente und die Leichtigkeit zwischen uns, sondern auch Konflikte, die durch Ausbrüche meiner Schwäche aufflammen. Denn leider habe ich mich nicht mehr unter Kontrolle, wenn ich verärgert bin. Dann reagiere ich oft zu direkt. Wenn ich Kritik äußere, geht diese manchmal unter die Gürtellinie. Meine plötzlichen Zornausbrüche machen unser Zusammenleben zunehmend schwerer. Aber Jens weiß, dass diese Ausbrüche sich nie gegen ihn persönlich richten, sondern Teil meiner Krankheit sind.

Trotz allem – der Glaube ist uns eine große Stütze und wird uns immer tragen.

Ich bin dement, na und!

Meine Welt hat zwei Gesichter
Ich liebe sie beide
Sie ist in Licht getaucht
in dunkler Nacht
Sie ist das Jetzt in mir
Mit dir
die Ungewissheit
mein Verschwinden
Sie ist die Lust auf Leben
das Eintauchen in Erinnerungen
Dazugehören
Nicht wegschauen
Sie ist der Wunsch nach Normalität
Nicht ausgrenzen
Verlorensein ohne Liebe
Alles genau wie bei dir
Wenn ich gehe, dann sage einfach:
Sie war dement, na und!

Alle meine Tätigkeiten im In- und Ausland leiste ich ehrenamtlich. Obwohl ich mittlerweile sehr professionell geworden bin, hat mir noch niemand einen Job in diesem Bereich angeboten. Ehrlich gesagt wundert mich das. Einerseits werde ich von den verschiedenen Organisationen als Galionsfigur vorgezeigt, und andererseits sind meine Lebensumstände prekär. Ich habe immer wieder dezent darauf hingewiesen, dass ich eine materielle Anerkennung für meinen Einsatz brauche, doch auf diesem Ohr sind die Alzheimer Gesellschaften taub. Das vergessen sie ganz schnell wieder.

Wenn ich zu einer Konferenz nach London, Paris oder Brüssel fliege, werden Flug, Hotelübernachtung und Verpflegung natürlich von der Organisation übernommen. Wenn ich dies auch noch aus eigener Tasche zahlen sollte, müsste ich zu Hause bleiben.

Oft verstehe ich nicht, warum die großen Gesellschaften kein Budget für ein Honorar freimachen. Das müsste doch möglich sein! Es würde ihnen doch gut zu Gesicht stehen, eine Betroffene wie mich in ihrer PR-Abteilung zu beschäftigen, und wenn es auch nur in Teilzeit oder auf freiberuflicher Basis wäre.

Schließlich sind wir Demenzaktivisten weltweit die Experten, weil wir das Krankheitsbild von innen kennen. Ich fordere ja gar nicht, genauso honoriert zu werden wie die studierten Experten, die bei den Konferenzen auftreten und deren Honorare zum Teil exorbitant sind. Aber eine gewisse materielle Anerkennung sollte doch möglich sein. Zumal es ja allgemein bekannt ist, dass es aufseiten der Arbeitsagenturen keine Integrationsbestrebungen für uns gibt. Auch heute noch wird man von dieser Stelle nur abgeschrieben, auf Hartz IV gesetzt oder in Rente geschickt – ein entwürdigender Zustand und eine Zumutung, die mich sehr wütend macht.

Die Gründung des Vereins Trotzdemenz e.V.[7], den ich zusammen mit anderen Aktiven, die denselben Ansatz verfolgen wie ich, gegründet habe, setzt ein Signal, um auf diese Defizite aufmerksam zu machen. Trotzdemenz e.V. setzt sich für ein neues Bild von Menschen mit Demenz in der Öffentlichkeit und für deren Teilhabe und Inklusion ein. Im Sinne einer großen Kampagne zur Entstigmatisierung bündeln

---
7 Trotzdemenz e.V.: www.trotzdemenz.de

und teilen Menschen mit und ohne Demenz aus unterschiedlichen Berufsgruppen ihre Fähigkeiten und ihr Wissen. Zu meinem Team zählen – neben Menschen mit Demenz als die wahren Demenzexperten und deren Angehörige – Kommunikationsstrategen, Manager, Demenzberater, Filmemacher und Journalisten. Die Basis für die Zusammenarbeit bildet die Kommunikation auf Augenhöhe. Sie schafft gemeinsames Handeln, voneinander zu lernen, einem Menschen Kreativität zuzusprechen und zuzugestehen, neue Aufgaben und Rollen zu finden, Unsicherheiten auszuhalten. Der Mensch mit Demenz steht im Mittelpunkt, ausgehend von der Frage: „Welche Unterstützung brauche ich, um gut mit Demenz leben zu können?"

Mit dem Verein Trotzdemenz e.V. möchte ich auf vielen Ebenen – auch im Bereich der Social Media – aufzeigen, wie eine neue, potenzialorientierte Sichtweise auf Menschen mit Demenz gelingen kann. Ich möchte Menschen mit Demenz ermutigen, ihren Lebensweg mit der Diagnose – eben „trotz Demenz" – weiter zu beschreiten, neue Fähigkeiten zu entdecken, und sich mit ihren Ressourcen in der Gesellschaft einzubringen.

Nach acht Jahren Erfahrung, nicht nur mit der Diagnose, sondern auch im Kontakt mit Menschen auf meinen Lesetouren durch das ganze Land und weltweit, weiß ich, wo der Mensch mit Demenz, sein Angehöriger und unsere gesamte Gesellschaft steht. Wir brauchen Partizipation, also Beteiligung von uns Betroffenen. Sie muss verwirklicht werden im neuen Bild der Menschen mit Demenz in der Öffentlichkeit. Wir sagen mit Entschiedenheit: „Nothing about us without us", „Nicht über uns, sondern mit uns sollt ihr sprechen!" Keine lokale Allianz für Demenz, keine Alzheimer Gesellschaft, keine Ethikkommission oder irgendein anderes Gremium darf sich dieser Forderung von uns Jung-Betroffenen verschließen. Wir wollen und müssen einbezogen werden, denn am Grad der Inklusion kann man den Fortschritt eines Landes messen. Deutschland spielt hier leider nicht in der ersten Liga.

Neulich habe ich im Internet diese Erklärung der Evangelischen Kirche gefunden, der ich nur beipflichten kann:

„Deutschland ist nach Einschätzung der evangelischen Kirche den Herausforderungen durch die steigende Zahl von Demenzkranken bisher nicht gewachsen. ‚Wir sind völlig unzureichend vorbereitet', sagte der Vorsitzende der Kammer für Öffentliche Verantwortung der Evangelischen Kirche in Deutschland (EKD) und frühere Präsident des Bundesverfassungsgerichts, Hans-Jürgen Papier. Es stehe zu wenig ausgebildetes Personal zur Verfügung, und es fehle an Unterstützung für pflegende Angehörige. Als ‚ethisch sehr kritisch' bewerteten Kirche und Diakonie die globale Arbeitsteilung in der Pflege, sagte Papier. Statt ausländische Kräfte in prekären Arbeitsverhältnisse zu beschäftigen oder Pflegebedürftige im Ausland versorgen zu lassen, ‚muss unsere Gesellschaft sich selbst auf die Herausforderungen einstellen'. Es gehöre zu den Kernaufgaben des Staates, Menschen gegen die Risiken von Krankheit und Pflegebedürftigkeit Schutz zu bieten, betonte der Verfassungsrechtler.[8]*"*

Solche Aussagen sind einerseits beunruhigend, andererseits bestärken sie mich noch mehr darin, dass ich mit meinen Impulsen richtig liege. Es wird noch sehr viel Unterstützung notwendig sein und nur durch interdisziplinäre Zusammenarbeit kann uns ein Leben in Würde geboten werden – mit der größtmöglichen Freiheit und Selbstbestimmung.

Wenn ich eingeladen werde, bespreche ich vorher ganz genau die Themenschwerpunkte mit dem Veranstalter, denn ich lege viel Wert darauf, mich gründlich vorzubereiten. Es ist ein großer Unterschied, ob ich in einem Seniorenheim vor den Pflegefachkräften über Kommunikation mit Menschen mit Demenz spreche, vor einer Schulklasse von Jugendlichen über die verschiedenen Gesichter der Demenz, um ihnen die Angst zu nehmen, oder vor Akteuren einer Kommune, wenn es darum geht, eine demenzfreundliche Umgebung zu schaffen.

Meine Vorträge schreibe ich mit der Hand. Wenn der Text fertig ist, schreibe ich ihn mehrmals hintereinander ab. Um mir die Inhalte besser merken zu können, baue ich mir Eselsbrücken. Wenn ich vor meinem Publikum stehe, will ich nicht mit den Augen am Papier haften und alles ablesen müssen. Ich möchte frei sprechen, um souverän zu wirken. Meistens schreibe ich mir die Seitenzahl aus meinem Buch, mit der ich meinen Vortrag beginne, in die Handfläche.

---

8 www.evangelisch.de/inhalte/120685/19-03-2015/ekd-deutschland-ist-schlecht-auf-steigende-zahl-der-demenzkranken-vorbereitet

Das deutliche Sprechen und das genaue Zuhören habe ich als Dolmetscherin jahrzehntelang praktiziert. Diese Kompetenz weiterhin einsetzen zu können, tut mir gut und baut mich auf, denn es ist ein Brückenschlag zu meinem früheren erfolgreichen Leben. Durch meine Art zu sprechen, berühre ich das Publikum. Ich spreche langsam und deutlich mit vielen kleinen Pausen. Die Stille im Raum kann ich dann spüren, eine besondere Stille, nur wenige Sekunden lang. Die Atmosphäre wird dichter. Die Menschen tragen mich. Beim Sprechen durchlebe ich nochmals meine abenteuerliche Reise durch die Demenz. Das Publikum, das am Anfang nur neugierig auf mich ist, ist zunehmend erstaunt. Ich kann ihnen die Welt von uns Menschen mit Demenz näher bringen. Sie verlassen den Saal mit der Gewissheit, dass Demenz nicht das Ende sein muss, sondern dass es ein sinnerfülltes Leben trotz Demenz geben kann.

Nach zwei Stunden Vortrag bin ich total erschöpft, aber zufrieden. Die Erinnerungen an die Begegnungen geben mir die Kraft zum Weitermachen, und manchmal entstehen kuriose Situationen, die mich zum Lachen bringen. Als ich einmal zur Talkshow „Menschen bei Maischberger" eingeladen war, habe ich zwei der „Jacob Sisters" kennengelernt. Sie gehören zu der gleichnamigen Schlagerband von vier Schwestern, die in den 1960er-Jahren berühmt waren. Jede von ihnen hatte ihren Pudel in der Sendung dabei, und sie nannten mich die ganze Zeit „Frau Professor". Ich glaube, sie haben während der gesamten Sendung nicht bemerkt, dass ich selbst eine Demenzdiagnose habe.

Mit der ehemaligen Tagesschau-Sprecherin Dagmar Berghoff war ich in Hamburg bei der Eröffnung von „Konfetti im Kopf"[9] auf der Bühne. Sie bemühte sich andauernd, mich zu stützen, als ob ich gehbehindert wäre. Die Moderatorin Bettina Tietjen hingegen übergab schwungvoll und mit Leichtigkeit das Wort an mich „von Kollegin zu Kollegin". Das war natürlich eine Wohltat für mich. Der Schweizer Moderator Kurt Aeschbacher erzählte mir nach der Sendung die Krankheitsgeschichte seiner Mutter. Markus Lanz ist für mich der feinfühligste Mensch und Moderator. In seiner Talkshow fühlte ich mich wie zu Hause, auch meinen Sohn nahm er spontan in die Runde auf. Ich werde nie seine

---

9 Die Kampagne „Konfetti im Kopf", initiiert von Fotograf Michael Hagedorn: www.konfetti-im-kopf.de

Widmung vergessen, die er mir in seinen Bildband schrieb: „Bleiben Sie weiterhin großartig." Ich spreche über diese kleinen Episoden, um zu zeigen, dass auch Prominente ihre ganz individuelle Art haben, mit uns umzugehen.

Ich würde mir sehr wünschen, dass Politiker und Prominente, die einen Demenzfall in der Familie haben, sich öffentlich dazu äußern und dafür engagieren, das Bild der Menschen mit Demenz in der Gesellschaft salonfähig zu machen. Bisher ist das leider noch viel zu selten der Fall. Einige Statements von Personen des öffentlichen Lebens zu ihren Erfahrungen mit Demenz finden sich in „Demensch"[10], dem Buch von Thomas Klie und Peter Gaymann.

Die Strapazen der Reisen nehme ich gerne auf mich, obwohl die Bahn mir schon einige Streiche gespielt hat. Auf der Hinreise beflügelt mich die Vorfreude: Welche neuen spannenden Menschen werde ich wohl kennenlernen? Wie ist der Veranstalter, der mich eingeladen hat und mit dem ich schon per E-Mail oder Telefon Kontakt hatte, im wirklichen Leben? Wie wird meine Botschaft beim Publikum ankommen? Oft habe ich Presseinterviews vor Ort. Die Journalisten sind meist angenehme Zeitgenossen, und mein Ruf der „Einmaligkeit" eilt mir ja voraus. Viele Zeitungen haben Artikel über mich und meine Botschaft veröffentlicht. Manchmal aber ärgere ich mich über die Presse- und Fernsehberichte. Vor allem dann, wenn sie tief in die Klischeekiste greifen und reißerische Sätze schreiben wie: „Der Weg ins Nichts", „Land des Vergessens", „Sterben auf Raten" oder „Demenz, Ende der Selbstbestimmung". Für mich als Betroffene sind solche Schlagzeilen niederschmetternd, weil sie uns abwerten und Ängste schüren. Das damit verbundene Schaudern bringt sicherlich hohe Leser- und Zuschauerquoten, trägt aber keinesfalls zur Aufklärung bei und schon gar nicht zum Mutmachen!

Noch schlimmer ist es, wenn der Begriff Demenz im Zusammenhang mit Vokabeln verwendet wird, die an Krieg und Kampf erinnern:

- „Die Erkrankung ist auf dem Vormarsch"
- „Die Gehirnzellen werden zerstört"

---

10 Klie/Gaymann: Demensch. Texte und Zeichnungen. 2015.

- „Das Gedächtnis wird ausgelöscht"
- „Der tägliche Kampf gegen das Vergessen"

Wenn ich Interviews gebe, sage ich den Journalisten: „Bitte schreiben Sie nicht, dass ich an Demenz leide. Das können Sie doch gar nicht beurteilen. Ich lebe täglich mit der Demenz." Ich empfehle ihnen, positive Überschriften zu wählen:

- „Demenz ist nie das Ende"
- „Alltag trotzt Demenz"
- „Gefühle vergisst man nie"
- „Ein gelungenes Leben – trotzDEM"
- „Ja zum Leben mit Demenz"

Sogar ein Mitglied des hochangesehenen Ethikrats hat sich neulich einen absoluten Fauxpas geleistet, indem er schrieb: „Demenz führt zu einer dramatischen Wende im Leben eines Menschen, weil sie ihn bei lebendigem Leibe dem Dasein entzieht."[11] Die Formulierung „bei lebendigem Leibe …" hört sich für mich äußerst grausam an, fast wie „bei lebendigem Leibe verbrennen …" Solche unglücklichen Formulierungen entstehen dadurch, dass diese „Fachleute" nicht informiert sind, womöglich noch nie mit einem Menschen mit Demenz gesprochen haben und daher kein Gefühl für uns und unsere Situation entwickelt haben. Deshalb werde ich nicht müde zu sagen: Sieh den Menschen – nicht die Diagnose!

Es gibt jedoch auch einige schöne Beispiele des Umgangs mit dem Phänomen Demenz. Der österreichische Schriftsteller Arno Geiger beschreibt den an Demenz erkrankten Vater sehr wertschätzend in seinem Roman: „Der alte König in seinem Exil". Ein weiteres gutes Beispiel ist der US-Spielfilm „Still Alice – Mein Leben ohne Gestern". Dessen Co-Producer Elizabeth Gelfand Stearns habe ich übrigens in Perth/Australien am Rande einer Konferenz kennengelernt. Wir haben uns sehr gut verstanden. Und so bin eben auch ich „Still Helga!"

Nach der Rückreise, vor allem nach Kongressen, setze ich mich hin und fasse die Ergebnisse zusammen. Dies ist eine anspruchsvolle Arbeit, die ich ohne Unterstützung nicht mehr bewältige. Mein Sohn ordnet meine Notizen, schreibt alles in einer sinnvollen Reihenfolge nieder

---

11 Volker Gerhardt, Sondervotum zur Stellungnahme Demenz und Selbstbestimmung des Ethikrats, Februar 2016: www.ethikrat.org

und, was vielleicht das Allerwichtigste ist, er hört mir aufmerksam zu, ohne mich zu unterbrechen oder meine Schilderungen zu bewerten.

Wenn es sich um ein Treffen der europäischen Arbeitsgruppe der Menschen mit Demenz handelt, werden die Ergebnisse des Treffens an Alzheimer Europa (ca. 32 Länder sind vertreten)[12] weitergeleitet. Die Arbeitsgruppe hat eine beratende Funktion und sorgt dafür, dass wichtige Themen in das Europaparlament gelangen, damit sie sowohl dort als auch auf nationaler Ebene umgesetzt werden. Die Hürde, um einen Beschluss weiterzubringen, ist hoch. Mindestens die Hälfte der Parlamentarier muss sich für das Thema stark machen, damit es in die nächste Phase kommt. Hieran kann man sehen, wie mühsam politische Arbeit ist. Ich empfinde sie als kräftezehrend, gleichzeitig ist sie aber auch sehr befriedigend, weil diese Arbeit bei mir das Gefühl hinterlässt, etwas Wichtiges zu tun. In diesem Sinne habe ich meine Aufgabe gefunden und diene ihr gerne, solange ich es kann.

Ich bin ungeduldig geworden, denn die Umsetzung meiner Forderungen kommt zu langsam voran. Auch meine eigene Langsamkeit stört und behindert mich oft. Liegt es daran, dass ich schwächer werde, oder liegt es an den Steinen, die mir immer wieder in den Weg gelegt werden? Früher habe ich fließend sieben Sprachen gesprochen: Englisch, Französisch, Italienisch, Rumänisch, Ungarisch, Finnisch, Spanisch und Niederländisch. Durch diese hohe Sprachkompetenz ist mein Gehirn sehr gut trainiert und hat eine große Speicherkapazität. Jeder Betroffene behält auch in der Demenz einen Teil seiner früheren Fähigkeiten, sei es ein musikalisches Talent oder – wie in meinem Fall – die Sprachen. Es kann aber auch mathematisches oder Allgemeinwissen sein. Wenn Sie früher ein großartiger Schachspieler oder Musiker waren, werden Sie, auch wenn die Sprache verschwindet, diese Fähigkeit lange behalten. Heute kann ich mich immerhin noch sehr gut auf Englisch verständigen. Für mich ist es eine große Befriedigung, trotzdem in dieser Hinsicht nicht nur mithalten zu können, sondern sogar zu glänzen.

Mir ist übrigens auch schon aufgefallen, dass Menschen aus bäuerlichen Lebenswelten, die den Lauf der Jahreszeiten kennen und wissen, wann es Zeit ist, zu säen und zu ernten, dieses alte Wissen auch in der

---

12 Alzheimer Europa: www.alzheimer-europe.org

Demenz behalten. Vor allem aber bleiben trotz der Demenz die Gefühle erhalten. Sie können sogar stärker werden.

Manchmal schäme ich mich für ein bestimmtes Verhalten – man nennt es wohl „Fremdschämen". Jemand sagt zu mir: „Nach so vielen Jahren mit dieser Diagnose – haben Sie überhaupt noch ein Zeitgefühl, können Sie den Ablauf der Vorgänge überhaupt verstehen?" Oder: „Sagen Sie, Sie verstehen mich schon noch, wenn ich in diesem Tempo mit Ihnen spreche, oder?" Angeblich gutgemeinte Ratschläge bekomme ich häufig und ich empfinde sie meist als Übergriffe: „Du musst in den Singkreis, das wird dir gut tun!"; „Nimm Ergänzungspräparate aus der Apotheke, das wird dir helfen!"

Vor meinem Vortrag kommt ein Politiker auf mich zu, um mich zu begrüßen und mir zu sagen, wie toll er oder sie es findet, wie ich mich für Demenz einsetze. Ich werde für ein Foto neben sie oder ihn gezerrt, und dann werden wir schnell zusammen abgelichtet. Es entsteht kein Gespräch, sie sagen sofort, dass sie wieder gehen müssen, und ohne sich meinen Vortrag anzuhören, sind sie schon zum nächsten Termin verschwunden. Mich stört an diesem Verhalten, dass sie sich nicht als Lernende begreifen, sondern wohl davon ausgehen, schon alles zu wissen. Diese Einstellung steht in krassem Gegensatz zu meiner Lebensphilosophie. Ich bin fest davon überzeugt, dass alle Menschen lebenslang Lernende sein sollten. Wenn ein Politiker sich mit dem Thema Demenz ernsthaft auseinandersetzen will, muss er sich die Zeit nehmen, uns zuzuhören, um unsere Welt zu verstehen.

Diese unachtsamen und oberflächlichen Verhaltensweisen kränken mich zwar, spornen mich aber auch an, in Zukunft noch aktiver zu werden, damit man mich endlich ernst nimmt und nicht mehr an mir und an unseren Forderungen vorbeikommt. Mein gesundes Urvertrauen und mein Glaube daran, dass die Menschen es ebenso gut machen, wie sie können, helfen mir dabei.

„Erfahrung ist nicht das, was einem zustößt. Erfahrung ist, was du aus dem machst, was dir zustößt."

(Aldous Huxley)

Kapitel 5
Irrfahrten

Ich werde stärker

Jedes Jahr

Meine Zukunft

Schemenhaft

Aktiv sein

Mein Wundermittel

Jede Einladung zu einem Vortrag oder einer Lesung ist für mich der Beginn eines Abenteuers. Im Inland, nach Österreich und in die Schweiz fahre ich mit der Bahn. So frühzeitig wie möglich kauft Jens mir die Fahrkarte. Wir achten darauf, ein günstiges Ticket zu bekommen und helfen dadurch dem Veranstalter, die Kosten gering zu halten. Jens begleitet mich mit der U-Bahn zum Bahnhof, setzt mich in den richtigen Zug und wartet, bis ich abgefahren bin. Den Veranstalter haben wir im Vorfeld über die Uhrzeit und das Gleis meiner Ankunft informiert, und somit kann eigentlich nichts schief gehen. Ich werde dann am Zielbahnhof am Gleis erwartet. Die Menschen kennen mich ja aus den Medien und werden mich auch erkennen. Trotzdem ist bei mir immer eine kleine Aufregung da: Wer sind diese Menschen, die mich eingeladen haben?

Während der Zugfahrt stimme ich mich auf den bevorstehenden Auftritt ein und übe meinen Vortrag. Bei aller Professionalität funkt mir die Demenz bei den Lesungen hin und wieder dazwischen. Mitten im Vortrag fällt in meinem Kopf der Vorhang, das bekannte und gefürchtete Rollo. Dann sage ich zum Publikum: „Jetzt weiß ich nicht mehr, was ich gerade gesagt habe und wie meine Lesung weitergeht.

Vielleicht wissen Sie es?" Dann lacht das Publikum. Sie wissen im ersten Moment nicht, ob es ein Gag ist oder ob ich es ernst meine. Ein hilfsbereiter Mensch meldet sich dann, stellt eine Frage und hilft mir zurück in die Spur. Bei der Beantwortung dieser Frage schweife ich ab und komme vom einen zum anderen. Irgendwann merke ich es und sage: „Ich glaube, ich habe Ihnen Ihre Frage nicht beantwortet, weil ich sie vergessen habe." Er antwortet dann: „Sie haben zwar meine Frage nicht beantwortet, aber das macht nichts, denn was Sie gesagt haben, war auch sehr interessant." Solche Momente sind für mich echte Highlights. Ich darf sein, wie ich bin und muss meine Schwachstellen nicht verheimlichen. Ich darf sie offen ausleben, muss mich nicht dafür schämen, sondern werde respektiert, so wie ich bin. Wenn es mir gelingt, meine Einschränkung umzukehren und sie als Bereicherung auszuleben, lobe ich mich. Ich lächele mir zu und denke: Das hast du mal wieder gut gemacht! Dann trinke ich meinen Tee mit Rum aus der Thermoskanne und proste mir zu!

Immer wieder treffe ich auf meinen Reisen interessante Menschen. Jemand sagt: „Sie schreiben ja noch mit der Hand?" Ich: „Das ist, was ich gut kann. Das sind meine Vorträge." Und so entsteht ein kleines Gespräch über Demenz. Bei dieser Gelegenheit übe ich schon mal meinen Vortrag, den ich dann später vor vielen Menschen halten werde. Und ganz am Ende – nachdem mein Wissen sowieso schon mächtig beeindruckt hat – sage ich: „Und ich habe auch Demenz!" Überraschung steht ihnen ins Gesicht geschrieben, und sie sprechen aus, was ich immer wieder zu hören bekomme: „Aber Sie sehen gar nicht nach Demenz aus!" Ich werde nie müde, darüber aufzuklären: Demenz hat viele verschiedene Gesichter. Kennen Sie einen Menschen, kennen Sie eben nur diese eine Art. Demenz ist eine nicht sichtbare Behinderung!

Mir ist durchaus bewusst, dass ich das verbreitete Bild von Demenzkranken konterkariere, also ein Gegenentwurf bin. Ich bin nicht über 80 Jahre alt und weder hilflos noch verwirrt. Wer mich sieht, muss sein Demenzbild verändern und es nicht vom Ende her betrachten, sondern vom Anfang her. Stellen Sie sich die Frage: Wie sieht Demenz aus? Sie werden keine Antwort finden. Da man mir meine Einschränkungen nicht sofort anmerkt, erzähle ich den Menschen davon: dass es schon kompliziert ist, die Toilette in einem anderen Waggon aufzusuchen, in den Speisewagen zu gehen oder gar umzusteigen. Oft wird mir dann spontan Hilfe angeboten. Der Mitreisende will mehr über das Thema Demenz wissen. Dadurch, dass ich mit einer gewissen Leichtigkeit an das Thema herangehe, mache ich die Demenz quasi salonfähig.

Oft räume ich mit dem Vorurteil auf, dass „Demente" wie Kinder sind. Dieser Vergleich liegt für mich nicht nahe. Kinder stehen am Anfang ihres Lebens. Wir Älteren hingegen haben ein Leben und eine Biografie. Was man den Kindern beibringt, halten sie fest und entwickeln sich daran weiter. Ich hingegen halte mich an dir fest und lasse das angehäufte Wissen los. Es gibt jedoch eine Gemeinsamkeit zwischen Menschen mit Demenz und Kindern: Beide sprechen spontan die Wahrheit aus, haben das Herz auf der Zunge. Außerdem sind sowohl Kinder als auch Menschen mit Einschränkungen schutzbedürftig.

Uns wird auch manchmal geholfen, weil die Gesunden es nicht ertragen, wenn wir uns ungeschickt anstellen. Fremdbeschämt nehmen sie uns dann, ohne zu fragen, Aufgaben ab und bringen diese schnell zu Ende. Die peinliche Situation ist für sie vorüber. Mir aber wurde die Chance genommen, die Schwierigkeit auf meine Art und in meinem Tempo zu bewältigen. Zurück bleibt ein Gefühl von Misserfolg. Für den Gesunden ist alles wieder in Ordnung, doch ich habe wieder einmal erfahren, wie dämlich und lästig ich bin. In meiner Geldbörse habe ich deswegen einen kleinen Mutmach-Zettel mit dem Spruch:

„Denke immer daran: Ohne deine Zustimmung kann dir niemand das Gefühl geben, minderwertig zu sein."

(Eleanor Roosevelt)

Eine Zugfahrt ist für mich eine ganz eigene Erlebniswelt: Aufklären – Angst nehmen – Anregen zur Selbstreflexion, einfach Demenz unter die Menschen bringen. Manchmal gehe ich mit einer Reisebekanntschaft in den Speisewagen und wir bleiben danach sogar in Kontakt, z. B. über Facebook. Solche Begegnungen erfrischen mich und selbst eine lange Fahrt, wie etwa von München nach Dresden, strengt mich dann nicht allzu sehr an.

Am Bahnsteig in Dresden stehen dann zwei sympathische Damen. Sie halten mein Buch hoch, winken und empfangen mich rührend. Auf Augenhöhe wird der weitere Ablauf bis zum Vortrag besprochen. Genau so liebe ich es. Die Veranstaltung wird wie so oft eine berührende Begegnung. Danach retour zum Bahnhof, und es beginnt das Abenteuer Rückreise.

Wenn ich als Rednerin auf einem Kongress im Ausland eingeladen bin, fliege ich. Einladungen erfolgen europa- und weltweit. Ich war inzwischen in London, Paris, Amsterdam, Malta, Bukarest, Thessaloniki, Glasgow, Sydney und Toronto, um hier nur einige Orte zu nennen. Bei diesen Kongressen ist mein Wissen als Demenzexpertin gefragt. Wir, die Betroffenen, sind die Experten, die authentisch darüber berichten können, wie unsere Gedankenwelt in der Demenz funktioniert und wie es sich anfühlt, mit Demenz zu leben.

Vor acht Jahren noch waren Menschen mit Demenz selten auf den Bühnen der Weltkongresse. Heute findet keine internationale Konferenz ohne uns statt. Wir sind sogar die Keynote Speaker, die Hauptredner! Darauf bin ich stolz, denn ich habe Pionierarbeit geleistet. Durch mein jahrelanges Engagement sind Menschen mit Demenz aus dem Schatten getreten!

Ihr aber seht und sagt: Warum?

Aber ich träume und sage: Warum nicht?

(George Bernhard Shaw)

Ein Check-in an einem Flughafen ist heute ganz anders als früher. Früher wurde ich an den Schalter begleitet und bekam mein Flugticket. Heute muss alles am Automaten ausgedruckt werden. Ich stehe seit Jahren mit Automaten jeder Art auf Kriegsfuß. Sie tun nie, was ich möchte, und selbst, wenn ich kurz vor dem Ziel bin und bei den letzten Schritten zu lange überlege, was die nächste richtige Eingabe ist, verstehen sie mich nicht und es fängt wieder bei null an. Inzwischen habe ich keine Hemmungen mehr, mir am Flughafen unverzüglich einen Mitarbeiter zu suchen, der mir beisteht. Ich sage ihm gleich, dass ich eine Demenzdiagnose habe und Unterstützung brauche. Liebend gerne würde ich in dieser Situation einen Demenzausweis vorzeigen. Dieser hätte etwas Offizielles, ähnlich einem Schwerbehindertenausweis und würde mir die langwierigen Erklärungen sparen. Es wird mir immer sofort geholfen, aber wie! Was dann folgt, ist an Skurrilität nicht zu überbieten. Die Flughafenmitarbeiter hören nur das Wort „Behinderung" und lassen dann ein festes Programm ablaufen. Es wird mir sofort ein Rollstuhl herangefahren. Widerstand ist zwecklos. Meine Beteuerungen, dass ich nur Orientierungshilfe brauche, um zu meinem Gate zu kommen, oder – falls ich einen Überseeflug habe – Hilfe beim Umsteigen, stößt auf taube Ohren. Sie setzen mich in den Rollstuhl, und so werde ich weitergeschoben! Immer wieder beteuere ich: „Aber ich kann doch gehen, ich brauche eine ANDERE Hilfe!" Doch es ist, als ob sie taub wären. Wie auf Knopfdruck spulen sie ihr Programm ab. Anscheinend kennt man nur körperliche Behinderungen. Will ich Hilfe – und ich brauche sie ja – muss ich in den Rollstuhl. Ja – werden wir denn behindert gemacht?

Ich bin im Besitz einer handgemachten Karte, eines selbst gefertigten Demenzausweises, den ich bei Bedarf vorzeige. Ich werde weiterhin für einen amtlichen Demenzausweis, ähnlich einem Schwerbehindertenausweis, kämpfen, in dem offiziell steht, welche Hilfe ich benötige. Im Moment kursieren verschiedene Kärtchen der ca. 140 Alzheimer Gesellschaften in Deutschland. Wichtig ist ein einheitlicher amtlicher Bildausweis vom Versorgungsamt. Diesen bald in der Hand zu halten, ist eine meiner Forderungen.

Wir müssen auch dafür sorgen, dass das Flugpersonal geschult wird. Während des Fluges werde ich auf Händen getragen. Am Ziel steige ich als Letzte aus: Weil ja der Rollstuhl auf mich wartet. Einige Stunden später stehe ich dann auf der Bühne, ob es in Brüssel oder Toronto ist, und spreche für unsere Rechte der Menschen mit Demenz! Solche Vorfälle machen mir bewusst, dass noch viel Arbeit vor uns liegt. Wieder und wieder müssen wir entschieden dafür kämpfen, nicht be-hindert zu werden, sondern dass man uns trotzDEM auf Augenhöhe begegnet!

Kapitel 6
Ich spreche für mich selbst

Willkommen in der Gedanken- und Gefühlswelt der Menschen mit Demenz. Wir können und wollen mitreden und sind weitgehend in der Lage, nachzudenken und zu sagen, was wir brauchen. Unser Weg beginnt mit der Mitteilung der Diagnose, und es sind die Ärzte, die nicht mit uns, sondern über uns sprechen. Wir wollen nicht nur die Abrechnungsziffer sein, sondern erwarten, ganzheitlich gesehen, interdisziplinär begleitet zu werden und Perspektiven aufgezeigt zu bekommen. Eine Demenzdiagnose ist nicht das Ende, sondern der Anfang eines anderen, ebenfalls lebenswerten Lebens.

Demenz ist eine Familienerkrankung. Angehörige und Betroffene haben ein Recht auf ärztliche und psychologische Begleitung und auf Rahmenbedingungen, die ihre Teilhabe am Arbeitsleben ermöglichen. Teilhabe ist der Kern der Würde und muss von Anfang an bis zum letzten Atemzug gewährleistet sein. In der Bereitschaft, uns Menschen mit Demenz einzubeziehen, liegt die große Herausforderung für unsere Gesellschaft. Um Partizipation zu ermöglichen, bedarf es neuer Strukturen. Wir fordern Inklusion, mit dem Fokus auf die noch vorhandenen Ressourcen. Demenz hat viele Gesichter, weil jeder von uns einzigartig ist in seiner Biografie und in seinen Symptomen. Die Aufklärung der Gesellschaft ist ein Muss, weil Unwissen in der Begegnung mit uns Angst erzeugt.

Wir sind nicht Opfer der Krankheit, sondern gehen offensiv mit ihr um. Wir fordern Mitsprache und mischen uns ein, denn wir sind eine neue Generation von Menschen mit Demenz. Mit Entschiedenheit verlange ich die berufliche Integration für uns, die wir durch die Demenz aus dem Berufsleben gerissen wurden. Ämter sollten mit uns gemeinsam unsere noch existierenden Ressourcen ausloten und eine Beschäftigung suchen, die wir noch bewältigen können und die gesellschaftlich wertvoll ist. *Potentialorientierte Integration* heißt, ich kann zwar in meinem alten Beruf nicht mehr arbeiten, aber ich habe noch Fähigkeiten, die man zunächst auf- und dann ausbauen kann.

Als ich mich vor acht Jahren nach meiner Diagnose in der Arbeitsagentur vorstellte, erlebte ich eine völlig unqualifizierte Beratung, bei der ich auf meine Demenz reduziert wurde. Es fand kein Gespräch mit mir statt, ich wurde aussortiert und zum Sozialamt geschickt. Wenn ich heute nochmals in dieser Situation wäre, würde ich auf meine Integration bestehen, weil ich psychisch stabil bin, meine Rechte kenne und diese einfordern kann. Mir ist natürlich klar, dass die nötigen Veränderungen nicht vom einzelnen kleinen Sachbearbeiter ausgehen, sondern dass die Weichen für Inklusion auf der höchsten politischen Ebene gestellt werden.

Bei einer körperlichen Behinderung wird zuerst eine Reha- oder eine Integrationsmaßnahme angeboten, um die eigenen noch existierenden Fähigkeiten auszuloten. Deswegen muss Demenz klar als Behinderung definiert werden und somit eine Gleichstellung jeder Art von Behinderung auf nationaler Ebene verwirklicht werden. Die Einstellung muss sein: Menschen mit Demenz (MmD) können noch vieles und müssen von Anfang an gefördert werden.

Die Abkürzung MmD steht übrigens für Menschen mit Demenz. Auf Englisch heißt es: people with dementia, abgekürzt pwd. Durch die UN-Behindertenrechtskonvention wurde zwar politisch vor einiger Zeit pro forma allen kognitiven Erkrankungen (mental illnesses) der Behindertenstatus zuerkannt, aber bisher nicht explizit für das Krankheitsbild Demenz.

Diese Gesetzesvorlage, auf Englisch „Accessability Act" genannt, wurde am 28.6.2016 im EU- Parlament erstmals vorgestellt, obwohl diese Forderung in einer UN-Konvention schon seit 1963 besteht. Die Umsetzung, die gleichen Rechte wie die Behinderten zu bekommen, lässt in der Praxis bisher noch zu wünschen übrig. Es ist der Verdienst von uns Menschen mit Demenz in der europäischen Arbeitsgruppe[13] und in der globalen Arbeitsgruppe der Menschen mit Demenz (DAI[14]), dass die Politik sich nun endlich auf den Weg der Umsetzung begibt.

---

13 www.alzheimer-europe.org/Alzheimer-Europe/Who-we-are/European-Working-Group-of-People-with-Dementia
14 www.dementiaallianceinternational.org/

Meistens haben wir keinerlei körperliche Einschränkungen, und am Anfang ist Demenz eine nicht sichtbare Behinderung. Hier fordern wir neue Strukturen in der Gesellschaft und eine aktive Beteiligung der Medien an unseren Kampagnen. Eine demenzfreundliche Kommune bedeutet Begegnung der Menschen auf Augenhöhe mit dem Gefühl einer Normalität. Jeder im öffentlichen Leben, seien es Busfahrer, Bankangestellte, Bäcker, Polizisten, Kassierer, sollten wissen: Wir sind keine Betrunkenen oder unterzuckerte Diabetiker, sondern Verwirrtheit ist ein dauerhaftes Merkmal unserer Erkrankung. Schulungen sind erforderlich, um das Bild von Menschen mit Demenz verständlich zu machen und Offenheit zu fördern.

Angesprochen sind auch die Kirchen, für die ich neue Aufgaben sehe. Was bedeutet ein integrativer Gottesdienst? Er sollte in leichter Sprache abgehalten werden und nicht zu lange dauern. Er sollte für Menschen mit und ohne Demenz gleichermaßen ansprechend sein und auch sensorische Reize einbeziehen. Mit sensorischen Reizen meine ich, dass die Sinne, vor allem der Tastsinn, angesprochen werden. Ein Duft, ein Geschmack oder das Berühren eines Gegenstands wird Emotionen wecken und wohltuend für mich sein. Beim Erntedankfest könnte man die Früchte der Erde herumreichen, damit man sie anfassen, fühlen und riechen kann.

Im Anbetracht der gewaltigen Zahl von Menschen mit Demenz, die auf uns zukommen, müssen wir uns vorbereiten. Wir müssen in jede Planung und Entscheidung einbezogen werden. Das betrifft die verschiedensten gesellschaftlichen Bereiche, wie Stadtplanung, Wohnformen, kulturelle und politische Teilhabe und mehr. Bitte fragen sie UNS. Wir erwarten keine Pseudo-Teilhabe, kein begütigendes Tätscheln oder joviales Schulterklopfen, sondern eine tatsächliche und wirkungsvolle Anstrengung, uns in die Mitte der Gesellschaft zu bringen. Diese muss ernstgemeint sein, braucht politische Grundlagen und muss auf Nachhaltigkeit ausgerichtet sein.

Ein Miteinander, so wie ich es mir vorstelle, bedeutet, gegenseitige Vorteile und Wertschätzung jedes Einzelnen. Wir Menschen mit Demenz brauchen Sie, alle unsere Mitmenschen, mit Ihrer Selbstreflexion und Ihrem Mut für diese ethische Herausforderung. Sehen Sie die Demenz nicht nur als Problem, sondern als Chance einer neuen Kultur des Zusammenlebens!

ES IST, WIE ES IST

Fokussiere dich auf die VERÄNDERUNG.

Fokussiere dich auf das ESSENZIELLE in deinem Leben.

Lasse den Wertewandel zu.

Kapitel 7
Gefühle

Ich bin total normal,
weil ich
total verrückt bin
Trotzdem –
jedes Jahr
immer stärker
Immer stärker
jedes Jahr

Es gibt sehr viele verschiedene Demenzformen und somit genauso viele unterschiedliche Symptome und Verläufe. Ebenso gibt es viele Gemeinsamkeiten. Bekannt ist der Satz: „Kennen Sie einen Menschen mit Demenz, kennen Sie bloß einen." Wieso? Weil ich mich nicht nur durch meine Diagnose definiere, durch meinen Abbau in einer bestimmten Hirnregion! Ich habe eine Biografie, eine Persönlichkeit und eine Geschichte, die mich ausmachen. Aus diesen Gründen werde ich auch in meiner Demenz individuell sein. Meine Lewy-Body-Demenz definiert sich per se durch optische Halluzinationen, bei den meisten Lewy-Body-Patienten kommt später noch eine Parkinsonerkrankung hinzu. Das Thema Halluzinationen ist sehr angstbesetzt, aber ich kann Sie einigermaßen beruhigen: Nein, ich sehe keine Fliegen vor mir schwirren, auch niemanden, der sich in meinem Zimmer versteckt, und keine Dinosaurier.

Mein Leben in 3D

Jetzt und immer wieder
laufen – lachen – weinen
oder einfach so
in dieser meiner Déjà-vu-Welt
Mit dir reden – denken – lachen
in dieser meiner realen Welt
Mit mir fühlen – mitgehen
in dieser meiner inneren Welt
Bunt und leise
eine Symphonie von Bildern
Mein Leben von Anfang an
der erste Ton, der erste Schritt

Eine Gnade, mir zu begegnen
Eine Freude an dem Wunder in mir
Ein Leben zwischen Halluzination und Wirklichkeit
Keine Angst in mir – sondern Dankbarkeit
Keine Flucht davor – sondern Eintauchen
Keine Krankheit – sondern Phänomen

Es ist ein Déjà-vu und doch immer Faszination
Es ist mein Leben in 3D
Ich liebe es – trotzDEM

Ich sehe mich. Ja, Sie lesen richtig: Ich sehe mich von außen, seit ich existiere. Es sind Bilder in Farbe, ohne Ton. Sie ziehen in hohem Tempo an mir vorbei. Am Anfang kamen sie ein- bis zweimal pro Tag. Seit fünf Jahren sind sie mein ständiger Begleiter. Die Halluzinationen kommen und gehen ohne die geringste Vorwarnung. Ganz gleich, was ich tue, beim Essen, Lesen, während ich mich unterhalte. Sie treten bei jeder alltäglichen Aktivität auf, auch wenn ich auf der Bühne bin oder in einer Talkshow sitze. Sie gehören zu mir. Ich denke, mein Gehirn verkauft mir Halluzinationen.

Würden Sie sich erinnern: Wie waren Sie als Baby, wie als Jugendliche? Schöne wie auch bedrückende Ereignisse werden mir vorgeführt. Mein gewesenes Leben kommt ganz lebendig zu mir. Es entsteht eine Verbindung zu „damals". Dieses „damals" kann ich jedoch zeitlich nicht genau einordnen. Erinnerungen aus bestimmten Lebensphasen sind ja weg. Aber in der Halluzination erlebe ich es in einzelnen Szenen wieder. Ich sehe mich als Zweijährige in unserem Garten. Ich schiebe einen Puppenwagen. Ich sehe mich als Baby auf dem Sofa, meinen Vater im Garten, meinen Sohn bei der Konfirmation. Das Tempo dieser Bilder ist enorm hoch. So schnell, wie sie ablaufen, kann ich mich den Empfindungen, die sie bei mir auslösen, gar nicht hingeben. Es ist mein Leben in einer Symphonie von Mozart bis Grieg.

Einem Außenstehenden ist das schwer zu erklären. Ein Stummfilm läuft ab. Ich sehe lustige und bedrückende Momente meines Lebens permanent vor meinen Augen. Es ist anstrengend, dabei nicht die Konzentration zu verlieren und nicht zu vergessen, wo man gerade ist und warum man da ist. Es ist Sisyphusarbeit! Zwar gibt es Tabletten dagegen, aber ich will nicht „stillgelegt" werden! Ich habe es ausprobiert. Die Tabletten machen mich lethargisch und willenlos. Sie betäuben meine Lebendigkeit. Das ist nicht mein Weg, denn es ist mein Leben und meine Strategie lautet: annehmen und in dieser Belastung eine Bereicherung sehen. Auch dieses Phänomen habe ich integriert und bin dankbar für dieses Kino meines Lebens: Ich habe sogar meine eigene Geburt schon öfter miterlebt! Falls diese Halluzinationen in irgendeiner Form auch zu Ihrem Leben gehören, rate ich Ihnen: Lassen Sie sie fließen, aber bleiben Sie im Jetzt. Lassen Sie Wahnvorstellungen nicht Ihre Welt werden! Sehen Sie das Faszinierende in jedem Bild. Angst darf nie die Oberhand gewinnen.

Du hast so vieles in deinem Leben geschafft,
so wirst du es auch jetzt schaffen
– oder?

Es kommt nicht darauf an,

dem Leben mehr Jahre zu geben,

sondern den Jahren mehr Leben.

(Anonym)

Meine Erinnerungen ändern ihre Farben und Formen je nach meiner Verfassung. Eine große Stütze für mich sind Fotos, z.B. von meinen Einsätzen bei Lesungen. Die positiven Emotionen, die sie in mir hervorrufen, umhüllen mich wie ein wärmender Mantel und geben mir ein Gefühl der Geborgenheit. Sehen Sie sich mit mir meinen Terminkalender in rotem Ledereinband an, dann spüren Sie meine Lebensfreude und meinen Stolz.

Und wenn Du mir immer versprichst:

„Du bleibst in deiner Demenz nicht alleine!", dann bedeutet mir dieser Satz viel mehr als viele Worte. Er wird zu einer tragenden Säule und steht für Rückhalt, Respekt und Freundschaft. Er trägt und hält mich. Wenn dieser Rückhalt dann plötzlich wegfällt, ist das viel mehr als nur Enttäuschung für mich. Ich falle ins Bodenlose.

Und ich frage mich, wo ist diese schmale Gratwanderung bei euch, die ihr uns begleitet: zwischen Liebe und Pflicht. Zwischen Hingabe und Gewissen? Habe ich ein Recht auf das mir gegebene Versprechen? Eines Tages werde ich über dieses Dilemma nicht mehr sprechen können. Heute kann ich es noch und habe einen großen inneren Drang, es zu tun.

Wenn meine Worte Sprache wären.
Es bleiben nur Gefühle.
Aber ich sage es dir heute:
Du musst deinen Weg gehen
und mich loslassen.
Unsere Welten entfernen sich immer mehr.
Du kennst das Funktionieren im Takt.
Du lebst für Perfektion.
Ich genieße die Langsamkeit
und das Jetzt.
Du befindest dich in einem Prozess deiner Entwicklung.
Ich bin gereift und weise in meiner Demenz.
Ich will meine Autonomie so lange wie möglich behalten
und frei
über
mein Leben
entscheiden.

Bitte
vervollständige
mich
nicht
– sondern
nimm
mich
vollständig an!

Leben zu lernen mit einer Demenz wird schnell zu einer Hauptaufgabe im eigenen Leben: die Kunst, aus dem, was einst selbstverständlich war, etwas Sinnvolles zu machen, nicht GEGEN, sondern MIT der Demenz. Diese voll in mein Leben zu integrieren, ist eine große Leistung. Ich vergleiche mich immer mit einem Leistungssportler, der sein Bestes gibt und tagtäglich trainiert.

Mich und mein Leben zu bejahen, darin liegt der Schlüssel. Es ist eine Lebenshaltung, die mich auch in der Demenz trägt. Nach der Diagnose wirst du lernen, mit Gelassenheit zu leben. Du wirst ständig wachsen an deinen Herausforderungen durch die Demenz. Du setzt jetzt neue Prioritäten. Vielleicht erscheinen sie dir anfangs als Verzicht, sie sind aber eine stetige Bereicherung. Jetzt darfst du dir Müdigkeit und Trägheit erlauben. Du alleine bestimmst deinen Lebensrhythmus! Die Hektik, das Getümmel, den Zeitdruck lässt du lächelnd an dir vorbeiziehen. Du weißt, es geht um den Moment, und du fühlst dich den anderen sogar überlegen, weil deine Fähigkeit, zu empfinden, stärker geworden ist. Es gibt keinen Druck mehr, ein Projekt zu starten. Leben heißt Laissez-faire und Savoir-vivre! Es gibt sogar die, die gerne ein bisschen mit dir tauschen möchten. Neulich sagte mir der Leiter eines Seniorenheims nach meinem Vortrag: „Wenn es bei mir einmal soweit ist, dann wünsche ich mir Ihre Demenzform, Frau Rohra!" Diese Demenzwelt hat etwas Faszinierendes: So wie es ist, ist es gut! Aber nur so „ein bisschen" geht leider nicht: entweder alles oder nichts. Nur halb in unsere Welt einsteigen und sich dementisch fühlen, dazu musst du dich durch eine Diagnose „qualifizieren"! Dies ist natürlich mit einem Augenzwinkern gemeint. Mit einer Prise Humor nimmt man alles leichter. Mein Leben ist im Einklang: Ich akzeptiere meinen Abbau, mein schrittweises Abdriften ins so genannte „Land des Vergessens".

*Ich bin stolz
auf meine Seele,
die es so annimmt
und daran reift.*

*Ich brauche keine Multimedia-Show und keine 3D-Brille.
Ich genieße und schätze jede Minute meines Lebens –
trotzDEM.*

Die 4 Elemente in der Demenz

*Der Wolkentanz – die Luft
Das Farbenspiel – das Wasser
Die Sprache der Steine
Die Macht des Verlangens*

Seit vielen Jahren habe ich meine Katze, und vor vier Jahren habe ich meinen Hund Henry, besser gesagt Sir Henry, bekommen. Er ist ein Mops, den ich gegen alle Widerstände von außen zu mir genommen habe. Mein Sohn und meine Nachbarn schlugen die Hände über dem Kopf zusammen, als ich mit dieser „Hundeidee" daherkam. Nach einigem Hin und Her habe ich mich dann doch durchgesetzt. Mit Henry beginnt mein Tag, er zwingt mich bei jedem Wetter, hinauszugehen. Luft und Bewegung tun mir gut. Durch ihn komme ich mit Leuten ins Gespräch, denn „Hundemenschen" sind freundlich und aufgeschlossen. Henry ist mein Seelentröster, mit ihm brauche ich keine Worte. Er ist loyal, lässt mich nie im Stich, lässt Berührungen zu, gibt mir Struktur und Verantwortung. Ich empfehle dringend, in Altenheimen und Hospizen Tiere zuzulassen. Auch in Krankenhäusern sollte es, wenn auch eingeschränkt, möglich sein (natürlich nicht auf Intensivstationen). Das ist ein Grund, warum ich so lange wie möglich zu Hause leben möchte, weil ich definitiv nicht ohne meine Haustiere leben möchte.

Bis heute sind Tiere in vielen Pflegeeinrichtungen nicht erlaubt. Das finde ich nicht zeitgemäß, denn es ist längst erwiesen, dass sie bei der Genesung und auf dem letzten Weg helfen. Im Rahmen eines Forschungsprojektes bekamen die Bewohner einer Bremer Pflegeeinrichtung drei Monate lang zweimal wöchentlich Besuch eines Kleintierzoos. Unter der Betreuung einer Therapeutin konnten die Senioren die Meerschweinchen und Kaninchen füttern und streicheln. Der Leiter des Forschungsprojektes, Prof. Stefan Görres vom Bremer Institut für angewandte Pflegeforschung, übernahm die wissenschaftliche Begleitung. „Bereits in dieser Pilotstudie konnten wir erstaunliche Ergebnisse beobachten und wir schufen eine gute Grundlage, um weitere Studien zur Behandlung und Pflege von Demenzerkrankten auf den Weg zu bringen. Ich bin überzeugt davon, dass Tieren in diesem Bereich in Zukunft eine größere Bedeutung zukommen wird", sagt er.[15] Auch das Robert-Koch-Institut befürwortet inzwischen die Tierhaltung in Pflegeeinrichtungen und die Besuchsdienste in Krankenhäusern: „Wägt man jedoch Risiken und Nutzen gegeneinander ab, ist der positive Einfluss auf das Wohlbefinden durch Heimtierhaltung eindeutig höher zu bewerten. Daher ist es sinnvoll, […] Tiere unter definierten Bedingungen auch in Pflegeeinrichtungen und Krankenhäusern zuzulassen."[16]

---

15 www.mensch-heimtier.de
16 www.gesundheit.de/medizin/psychologie/gesunde-seele/tiere-helfen-heilen

ATEMLOS

Nicht plötzlich, aber stunden- und tagelang.
Das Gefühl, geliebt zu werden.
Bedingungslos
mit allen Zwischen- und Ausfällen.

Demenz hat mehr Momente des „Dazwischen"
als ein sogenannter „Normaler".
Und dann ATEMLOS vor Angst
plötzlich –
Hast du das Recht dazu?
Du gehst doch bald!

Soll ich dich gehen lassen?
Es geht um DEIN Leben.
Du musst es leben auf deine Art.

Ich liebe meine eigenen vier Wände im achten Stock eines Hauses im Münchner Westen. Bei gutem Wetter habe ich einen tollen Blick auf die Alpen. Mein Lieblingsplatz ist der Schreibtisch am Fenster, neben mir sitzt mein Mops Henry – Sir Henry! Mit seinem zerfurchten Gesicht hat er mich von Anfang an meine Großmutter erinnert, die mich großgezogen hat. Sie war wie Henry klein und klotzig und wurde „der General" genannt. Sie zog neun Kinder auf und ihre brillante Intelligenz war legendär. Sie erzog mich bis zur zweiten Klasse. Der Opa war auch da, saß aber nur im Garten und lachte. Er war früher bei den Husaren gewesen und zog sich jeden Tag festlich an. Er wichste seine Stiefel, bis sie glänzten, seinen Bart pflegte er mit einer Bartbinde.

Als Kind wusch meine Oma die Wäsche der Herrschaften mit dem Waschbrett. Da sie so klein war, musste sie auf ein „Bänkle" steigen. Sie riet mir schon sehr früh: „Du musst lernen, dann wirst du es später besser haben als ich. Sie war sehr streng zu mir und gewöhnte mir das Schreiben mit der linken Hand mit Schlägen auf die Finger ab. Ihre Stimme von früher höre ich noch immer: „Du musst es schaffen."

An das dörfliche Gemeinschaftsleben und an die gute Nachbarschaft erinnere ich mich gerne. Man half sich und feierte Feste zusammen. Die Toten wurden im Haus aufgebahrt, es wurde drei Tage Totenwache gehalten. Nach der Beerdigung wurde zum Leichenschmaus eingeladen. Bei uns hieß dieses Ereignis Tränenbrot.

Tränenbrot

Es ist die Erinnerung

an die Laube mit Weintrauben

an Abba, an Metaxa, an Flower Power

aber auch an

Zusammengehörigkeit

mein Nest

die Kraftquelle der Ahnen

Lebensmotto ‚nicht unten bleiben, nach oben streben'

An

Mitgehen Mitfühlen Miteinander

Und mit Tränenbrot für immer gehen.

Es war, wie es war *(Siebenbürger Sächsisch)*

Am Morgen die Maja mit Hetschenpetsch
Viel lernen und ja nicht picken bleiben
Eine Fisolenstange war ich
Und wild war ich in meinem Heilela
Als Pionierin salutieren und
Halmesch-Balmesch reden
Hauptsache, nicht auf Kukuruz knien
Und im Sommer auf die hohe Rinne

Das Höchste war die Vogelmilch und
Nach dem Megafon tanzen
Einander die Klucke sein
So konnte auch ein Sakratier
Uns nicht betrepst machen
Und ich hörte nur von ins Reich fahren,
von unten weg
Es war, wie es war, und das war gut so.

Es war, wie es war *(Übersetzung aus dem Siebenbürger-Sächsisch)*

Am Morgen eine Milch mit Hagebuttenmarmelade
Viel lernen, um ja nicht sitzen zu bleiben
Eine Bohnenstange war ich
Und zurückgezogen war ich als Einzelgängerin
Als Pionierin salutieren und
Das nachplappern, was die anderen reden
Hauptsache, nicht auf Maiskörnern knien
Und im Sommer zum Wandern

Das Höchste war der Pudding und
Nach dem Tonband tanzen
Füreinander sorgen
So konnte auch ein Donnerwetter
Uns nicht traurig machen
Und ich hörte nur von nach Deutschland fahren,
Von unten weg
Es war, wie es war, und das war gut so.

Kapitel 8
Plädoyer für einen Umgang „Auf Augenhöhe"

Und ohne Vorwarnung kommt die große Schwäche. Alle mentalen Vorbereitungen für das Event sind weg. Der Körper streikt. Ich schwanke und bete. Die Menschen warten. Seit Monaten liefen die Vorbereitungen, alles ist minutiös geplant. Der Moderator führt am Tag zuvor ein ausführliches Gespräch mit mir. Er will sicher sein, dass er sich im Gespräch mit einem Menschen mit Demenz nicht blamiert. Er hat ein Konzept ausgearbeitet. Während der Show wird er dann feststellen müssen, dass authentisch zu sein für mich bedeutet, spontan alles über den Haufen zu werfen. Auch ich bin gut vorbereitet, aber ich bin schwach. Ich kann kaum stehen und bete um Kraft. Der Druck ist riesengroß. Viel Publikum ist gekommen. Sie wollen die Mutmacherin sehen. Ich darf sie nicht enttäuschen, sondern muss meiner Rolle gerecht werden und zeigen, dass ein aktives Leben trotzDEM möglich ist. Und wie stehe ich da, schwankend, es geht jetzt nur noch darum, mein Gesicht zu wahren. Ich besinne mich rechtzeitig: Meine Kraftquelle liegt in meinem Inneren. Der Zufall oder das Schicksal kommt mir zu Hilfe. Der Programmpunkt vor mir ist ein berührender Gospelchor. Er singt das Lied „My life is in your hand". Das passt in diesem Moment zu meiner Situation. Da kommt sie wieder, diese innere Kraft – ich fühle mich getragen und bewältige die Veranstaltung. Es sind Minuten und die Welle schwappt über mich: Herzlichkeit – Offenheit – Begegnung auf Augenhöhe. Umarmungen, Händedruck, Vertrautheit, und ich bin wieder im Einklang mit meinem Körper.

Mich lösen

Darf ich entscheiden
und mich lösen
im Namen der Liebe
oder doch
gemeinsam den Weg meistern
auch dann
wenn nur
das
Herz
noch
spricht?

Neulich fragte mich eine alte Freundin: Vermisst du eigentlich dein altes Ich? Die Frage trifft mich mehr, als ich zugeben will, und deshalb kontere ich so cool wie möglich: „Na, mit wem triffst du dich denn gerade, mit meinem alten oder meinem neuen Ich?" „Na, mit deinem neuen Ich natürlich", strahlt sie mich fröhlich an. „Du bist sanfter und offener geworden. Du kannst besser zuhören und bist weniger ungeduldig als früher. Ich bin davon angetan, welche neuen Prioritäten du in deinem Leben setzt." Sie hat Recht, denke ich. Aber diese Trennung zwischen meinem alten und neuen Ich vollziehe ich selbst nicht. Ich weiß wohl, dass ich mich verändert habe. Wenn die Freundin es als eine Veränderung zum Besseren wahrnimmt, empfinde ich das zwar irgendwie als schmeichelhaft, aber es bleibt ein Rest an Unsicherheit.

Dass aber Ungeduld von vielen so negativ aufgefasst wird, wundert mich immer wieder, denn sie kann auch kreativ und stimulierend sein. Immer nur freundlich und nett zueinander sein, wäre mir viel zu langweilig. Ich will mich auseinandersetzen. Hier und da kleine freche Bemerkungen sind erfrischend und bringen Pep in unsere Beziehungen.

Ich bin der Auffassung, dass schonungslos ehrlich zu sein für beide Seiten das Beste ist. Allerdings darf dies nicht vorsätzlich verletzend passieren. Feingefühl und Achtsamkeit sind ebenso wichtig, denn wir Demenzbetroffenen hören die Zwischentöne, spüren intuitiv, ob jemand es ehrlich mit uns meint.

Mir gefällt es sehr, Musik von früher zu hören und Gegenstände und Möbel anzuschauen, die mich an früher erinnern. Vielleicht liegt es daran, dass diese Dinge in mir ein Gefühl der Geborgenheit auslösen. Im vertrauten Kreis ein gemeinsames Essen zu genießen, am liebsten nach einem alten Rezept der Großmutter. Der Geschmack ist ein Zeitfenster in die Vergangenheit. Eine willkommene Erdung in der Demenz.

LACHEN UND WEINEN

Glücklich sein und traurig

sein und hoffen

Nicht aufgeben

Aufstehen und fallen

trotzDEM so nah beieinander

NUR – viel intensiver – öfter plötzlich – unvorbereitet und verletzend

WER ziehst dich wieder heraus

NUR DU

NUR DU alleine kannst es

NUR DU, weil du das RECHT hast und die Verantwortung.

Es ist DEIN LEBEN!

Lebe es so, wie Du bist

Viele Menschen fürchten sich davor, im Alter die Selbstbestimmung zu verlieren. Im Altenheim ist der gesamte Ablauf durchstrukturiert und alles ist so organisiert, dass von Anfang an keine Selbstbestimmung aufkommt. Meiner Meinung nach müssen wir uns in allen Phasen unseres Lebens das Recht auf Selbstbestimmung erkämpfen. Während deiner Kindheit bestimmen die Eltern über dich. Ein Kind hat zwar Grundrechte, aber es kennt sie nicht und weiß noch nicht, dass es diese durchsetzen könnte. Die Schule ist auch nicht gerade ein Ort der Selbstbestimmung. Dort musst du gehorchen und funktionieren. Im Berufsleben haben die meisten Menschen ebenfalls wenig Mitspracherecht. Der Anpassungsdruck ist groß, und der Weg bis zur Rente ist lang und beschwerlich. Am Ende des Lebens ist es dann nicht überraschend, wenn wir den letzten Rest an Selbstbestimmung verlieren. Zeit, darüber nachzudenken, was du eigentlich selbst und frei im Laufe deines Lebens entschieden hast.

Die heute 80-jährige Frau wird in der Regel für alles dankbar sein, was ein Altenheim ihr bietet. Meine Generation jedoch ist rebellischer. Sie hinterfragt die Strukturen und will mitbestimmen. Die noch Jüngeren unter uns wiederum werden nochmals fordernder und kritischer auftreten – trotzdem. Für mich tut sich in Bezug auf die Demenz das Spannungsverhältnis zwischen Begleitung und Betreuung auf. Gesetzliche Betreuung und Vollmachten sind dann sinnvoll, wenn jemand die Tragweite von Entscheidungen nicht mehr überblickt. Der gesetzliche Betreuer tritt dann als eine Art „Sachwalter" für die Belange des zu Betreuenden ein. Begleitung hingegen heißt: „Miteinander den gemeinsamen Weg gehen."

Frühzeitig und bei klarem Verstand sollte jeder von uns frei entscheiden, wer sein Betreuer wird. Dies zu regeln, ist meine Verantwortung meinen „späteren Hinterbliebenen" gegenüber. Ich entlaste meine Angehörigen, damit sie später nicht an meiner Stelle entscheiden müssen, was das Beste für mich wäre. Ich kann meinen Willen festlegen und habe die Gewissheit, dass alles so geschieht, wie ich es mir wünsche. Im Idealfall wäre die Betreuungsperson auch eine seelische Begleitung für mich. Dann ist die Reise in der Demenz für uns beide erträglicher – trotzDEM.

Appell an die Angehörigen:

Hört uns zu und lernt von uns
Sprecht unsere Sprache
Seht nicht das hilflose Kind
Habt kein schlechtes Gewissen
Und vergleicht uns nicht
Lasst das „Früher" in das „Jetzt" einfließen
Erlebt das „Jetzt" mit allen Sinnen
Mit uns zusammen
Seid bereit, durch uns zu reifen
Seht uns nicht als Last
Sondern als Bereicherung
Und als eure Chance
Das eigene Leben
Zu ändern

Einen alten Baum verpflanzt man nicht, sagt ein Sprichwort. Die allermeisten pflegebedürftigen Menschen wünschen sich, bis ans Lebensende zu Hause bleiben zu können. Nur wenn es gar nicht anders geht, geht man ins Pflegeheim. Mehr als zwei Drittel der Pflegebedürftigen werden von Angehörigen betreut. Die Belastung der pflegenden Angehörigen ist hoch, sie sind eine tragende Säule im Pflegesystem. Für die Angehörigen bringt dies erhebliche psychische, physische und meistens auch finanzielle Belastungen mit sich. Denn der Staat setzt darauf, dass die so genannte Laienpflege unentgeltlich geschieht. Er zahlt dafür ein nicht angemessenes Pflegegeld. Dieses reicht bei Weitem nicht aus, um die Einkommenseinbußen bei eingeschränkter oder ganz aufgegebener Berufstätigkeit auch nur halbwegs auszugleichen. Zu den hohen emotionalen und organisatorischen Herausforderungen kommen die finanziellen hinzu.

Meine Forderungen:

Die Pflege von Angehörigen muss als Arbeitszeit anerkannt werden.
Der Pflegeberuf muss aufgewertet werden.

Kapitel 9
Mein Glaube

Mein ganzes Leben hat mich mein Glaube begleitet und durch schwierige Zeiten getragen. Es gab auch Phasen, in denen ich gezweifelt habe, in denen ich keine Hilfe und keinen Trost annehmen konnte und mich verlassen fühlte. Doch ich bin in der glücklichen Lage, mit meinem Gott in Dialog treten zu können. Ich spüre, er liebt mich und nimmt mich bedingungslos an. Das Leben ist das Kostbarste, was mir geschenkt wurde. Aufgeben kommt für mich nicht infrage. Ich will nicht feige sein. Das gehört nicht zu mir. Während meiner Kindheit in Siebenbürgen mussten wir heimlich zum Gottesdienst gehen, das hat mich tief geprägt.

Mein Glaube gibt mir das Urvertrauen, dass alles im Leben einen Sinn hat. Daher verstehe ich meine Erkrankung als eine Aufgabe und Mission, den Gesunden die Gefühls- und Gedankenwelt von Menschen mit Demenz zu erklären. Keinesfalls möchte ich jedoch „missionieren", das heißt, jemandem meine Meinung gegen seinen Willen aufdrängen. Es ist mein Weg, mit meiner Erkrankung umzugehen. Jeder von uns muss seinen Sinn im Leben finden – trotzDEM.

Und dann sind da diese Tage, diese Minuten ...

Ohne einen bestimmten Vorfall, ohne jegliche Vorwarnung sind diese Gedanken da.

Sie umhüllen dich und nehmen von dir Besitz.

Du stehst nun im Schatten.

Mehr noch – du findest dich in der Dunkelheit nicht mehr.

Es ist der Abgrund nach der Diagnose.

Deine dominante Farbe ist schwarz.

Du bist nicht mehr du!

Für wen bist du wichtig?

Wofür wirst du geliebt?

Wer lobt dich?

Was bist du noch wert?

Diese Zweifel an dir und an allem und jedem.

Zermürbend.

Eine tiefe Trauer, doch du kannst trotzDEM denken!

Du willst dich daraus retten.

Nur du allein kannst es!

Denke nicht daran, was war.

Setzte dir ein Ziel, sei es ein noch so kleines.

Mache den Schritt und genieße

jeden kleinen Erfolg.

Lobe dich,

klopfe dir auf die Schulter

und freue dich darüber,

was noch da ist!

Vergiss nicht,
du bist einmalig.
Du kannst stolz auf dich sein!
Jeder kleine Schritt,
den du alleine geschafft hast, zählt!
Du bist ein Kämpfer!
Du hast eine Verwandlung durchlebt.

Eigentlich ist es ja so wie bei allem, mit oder ohne Demenz: an einer Herausforderung wachsen und reifen wir.
Manchmal ist es eine Frage der Zeit, aber auch du schaffst es!
Und dann: Du lebst und liebst dein Leben – trotzDEM.
Begreife die Trauer als Chance.

WAS BLEIBT

Der Partner
Dein Hobby
Deine Kinder
Dein Gott
Du
Dann wirst du es immer schaffen

ICH STEHE trotzDEM ÜBER DIR

Du musst Regeln befolgen.
Nach Mustern funktionieren.
Dich hetzen, topp sein.
Es zählt das Haben.
Weißt du aber, WER du bist?
Ich – mal stark, mal schwach.
Es gelten nur meine Regeln.
Mein Muster ist ein von mir entworfenes.
Ich lebe Langsamkeit.

Mal der Teenager im Spiegel,
mal die Greisin.
Aber immer ein Lächeln,
und ich liebe sie beide.

Kapitel 10
Gesellschaft im Umbruch

Es sind immer die Menschen, die uns tragen oder zerstören. Uns allen, ob gesund oder eingeschränkt lebend, täte es gut, die Begegnung auf Augenhöhe einzuüben und so lange bewusst zu praktizieren, bis sie uns in Fleisch und Blut übergegangen ist. Das Wesentliche können wir nur mit dem Herzen sehen. Offen sein für andere ist etwas sehr Schönes. Man kann sich dabei neu entdecken und sich im gelungenen Miteinander bereichern. Wenn man so viel und oft in diesem Bereich unterwegs ist, bleibt es nicht aus, dass man sich ab und zu verletzt oder gar erniedrigt fühlt. Das zieht mich jedes Mal herunter, es nimmt mir mein Selbstwertgefühl. Oft bin ich ungeduldig, ja ungehalten über die Langwierigkeit von politischen Entscheidungsprozessen. Dann wird mir alles zu zäh und zu mühsam. Ich habe keine Lust mehr zuzusehen, wie bestimmte Interessenvertretungen die Oberhand gewinnen. Ich habe andere Visionen und träume von einer neuen Kultur des Zuhörens und des Zusammenhalts.

Gehe nicht vor mir,

vielleicht folge ich Dir nicht.

Geh nicht hinter mir,

vielleicht kann ich Dich nicht führen.

Geh einfach neben mir – und sei mein Freund.

(Autor unbekannt)[17]

---

17 Das Zitat wird unterschiedlichen Autoren zugesprochen, der Ursprung ist jedoch nicht eindeutig feststellbar.

Im Jahr 2030 wird es in Deutschland vermutlich 1,7 Millionen Betroffene geben, wenn nicht sogar mehr. Es gibt viele unterschiedliche Formen der Demenz und nur durch Information und Wissensvermittlung kann sich die Gesellschaft auf diese Entwicklung einzustellen. Jeder hat mehr oder weniger mit DEMENZ zu tun. Sie geht jeden an! In Zukunft wird sie zur Normalität werden. Wie also wollen wir in Zukunft mit Krankheit und Alter, mit den Schwachen in unserer Mitte umgehen?

Hier sehe ich drei große Handlungsfelder:
1. Gesellschaft/Soziales
2. Politik
3. Von Mensch zu Mensch

Gesellschaft/Soziales

Die Gesellschaft muss aufhören, uns Menschen mit Demenz zu pathologisieren. Wir sind weit mehr als eine Diagnose. Die demenzfreundliche Gesellschaft sollte sich in der Inklusion widerspiegeln. Der Angehörige benötigt – genau wie der Betroffene – eine psycho-soziale Betreuung ab der Diagnosestellung.

Das erste Mal, dass viele Menschen mit Demenz öffentlich auftraten, war im Jahr 2010 bei einer Tagung unter dem Motto „Ich spreche für mich selbst", organisiert von Demenz Support Stuttgart.[18] Zwei Jahre danach gab es eine Steigerung durch die Tagung „Vielstimmig". Es ist ein Verdienst dieser Organisation und ihres Initiators, Peter Wißmann, dass die erste Zeitschrift „das magazin" für und über Menschen mit Demenz auf dem deutschen Markt erschien. Ich selbst schrieb jahrelang die Kolumne „Es geht um dich".

Ich kann nicht über alle hervorragenden Initiativen schreiben, die ich im Laufe der Zeit kennen gelernt habe. Einige möchte ich jedoch hervorheben. Ein innovativer Ansatz wird von der ehemaligen pflegenden Angehörigen und TV-Moderatorin Sophie Rosentreter erfolgreich umgesetzt. Mit ihrer Reihe „Singliesel"[19], die DVDs, CDs und Lie-

---
18 www.demenz-support.de
19 www.singliesel.de

derbücher anbietet, erreicht sie viele Menschen in den Pflegeheimen und hilft, ihre Lebensqualität zu verbessern. Der Verein Rosenresli[20] in Stuttgart legt seinen Schwerpunkt auf die Kulturvermittlung für und mit Menschen mit Demenz. Gemeinsame Museums- oder Konzertbesuche sowie Gottesdienste bringen ein wenig Normalität in den Alltag. Die Musiktherapeutin Simone Willig hat eine Therapie auf Augenhöhe entwickelt. „Musik spricht Menschen mit Demenz als Menschen an, nicht als ‚Kranke'. Musik ist Leben, sie ist lebendig, Musik ist der menschliche Ausdruck vom Leben. Das Erlebnis für Menschen mit Demenz, im musiktherapeutischen Kontakt über gemeinsam gehörte, gemeinsam gestaltete und damit gemeinsam erlebte Musik weiterhin wertschätzend und sinnstiftend mit der eigenen Persönlichkeit wahrgenommen zu werden, stellt eine der stärksten identitätserhaltenden Möglichkeiten in der Begegnung mit Menschen mit Demenz dar."[21] Günter Niermann in Enger ist ein Paradebeispiel für die gelungene Initiative einer kleinen Kommune, die noch einen Schritt weiter als „demenzfreundlich" geht. Er nennt seine Kommune schlicht und einfach „menschenfreundlich" und motiviert Bürger, Patenschaften für Menschen mit Demenz zu übernehmen. Hierfür wurde er europaweit gewürdigt.[22]

Politik

Ich träume davon, dass wir Menschen mit Demenz und unsere Angehörigen als Experten in der Politik vertreten sind. Demenzbeauftragte im Ministerium, in der Regierung, einen Vertreter in jedem wichtigen Gremium, der als Mensch mit Demenz für Menschen mit Demenz spricht. Wohlfahrtsverbände sollen von Anfang an den Menschen mit Demenz Beratung, Begleitung und Vernetzung anbieten und uns Demenzlotsen zur Verfügung stellen. Diese Demenzlotsen müssen intensiv geschult sein und uns personen- und ressourcenorientiert begleiten. Nicht-medikamentöse müssen Vorrang vor medikamentösen Therapien haben, insbesondere Psychopharmaka dürfen nur unter Vorbehalt eingesetzt werden.

---

20 www.rosen-resli.net
21 www.simonewillig.de
22 www.enger-menschenfreundliche-kommune.de

Von Mensch zu Mensch, auch in der Öffentlichkeit
Die öffentliche Sprache über das Thema Demenz spiegelt die politische Haltung uns gegenüber wieder. Hier hat Deutschland im Vergleich zu anderen Ländern wenige Fortschritte gemacht. Ich möchte Sätze hören, die wertschätzend sind und keine Aussagen, die die Krankheit ständig mit dem Endstadium in Verbindung bringen. Ich möchte nicht vom „Horror Demenz" hören oder davon, dass ich eine Last für die Gesellschaft bin. Ich mag es überhaupt nicht, wenn man mich eine demente Autorin oder demente Person nennt!

Was den Menschen betrifft, denke ich und wünsche mir, dass jeder seine Kraftquellen kennenlernen und wissen soll, wie er an sie herankommt. Man sollte Unterstützung dabei bekommen, die Angst zu verlieren. Man muss den Menschen aufbauen. Ich wünsche mir auch, dass es einen Demenzkodex gibt, den unsere Helfer mit uns erlernen. Damit meine ich die Mimik und Gestik. Auch die richtige Interpretation meiner Sprache kann man erlernen, beispielsweise mit einem Empathiekurs. Die Helfer sollten sich von uns coachen lassen. Da wäre dann auch wieder das Prinzip Augenhöhe.

Ich möchte für alle Menschen Sicherheit, dass sie, wenn sie durch körperliches Gebrechen, psychische Schwäche o.Ä. ausfallen, von Mitmenschen getragen werden. Du bekommst die Diagnose und denkst als Erstes: Oh Gott, wer wird mich wohl begleiten? Wenn wir eine neue Kultur des Zusammenlebens hätten, hätte ich die Sicherheit, dass ich aufgehoben bin. Wagen wir einen Blick in die untergegangenen Kulturen, in der der alte Mensch aufgehoben war. Davon könnten wir uns in unserer hochzivilisierten Welt eine Scheibe abschneiden.

Die Moderne, die uns sehr viele Errungenschaften bereitet hat, kann nie den Menschen und die Mitmenschlichkeit ersetzen. Hierbei ist immer die Frage, wie fortgeschritten ich in der Demenz bin. Brauche ich das Pflegebett mit dem Sensor, dann hat Technik eine wichtige entlastende Funktion. Technik kann mich darin unterstützen, lange alleine und selbstbestimmt zu Hause zu leben, sie kann jedoch die menschliche Ansprache nie ersetzen. Kennen Sie die Kuschelrobbe Emma aus Japan? Sie wird als Tierersatz eingesetzt. Man mag dazu stehen, wie man will. Sicher ist jedoch, dass sie niemals die Berührung einer menschlichen Hand ersetzen kann.

Am Umgang mit alten und demenzkranken Menschen kann man den Reifegrad einer Gesellschaft messen. Viel zu häufig wird dem alten Menschen auch heute noch das Gefühl vermittelt, nicht mehr gebraucht zu werden. In einer demenzfreundlichen, sorgenden Kommune läge der Schwerpunkt darauf, mit Sensibilität Situationen zu erkennen, in denen Menschen Hilfe brauchen. Jeden von uns geht es an, mitzudenken und Einfühlung zu lernen, denn wir alle werden eines Tages alt sein. Der Unterschied ist, wie wir miteinander umgehen und uns entgegen kommen. Hier sind Fantasie und Kreativität gefragt.

Betroffene sollen sich deutschlandweit solidarisieren und das Stigma, das mit der Krankheit einhergeht, bekämpfen. Solidarität unter Demenzbetroffenen besteht seit 2011 in Online-Communities und weltweit seit 2014. In allen diesen Communities bin ich aktiv und organisatorisch eingebunden. Dort habe ich wunderbare Menschen kennengelernt.

Wir haben dadurch eine stärkere Stimme in der Politik, und wir unterstützten uns seelisch untereinander. Auf diese Weise erhält die Demenz auch eine Leichtigkeit. Viel mehr Prominente sollten öffentlich zu ihrer Krankheit stehen und sich als Lobbyisten für uns stark machen. Es würde mich sehr freuen, wenn ein Politiker, ein Sportler oder Künstler sich an unsere Seite stellen würde.

Gemeinsam

Privat und öffentlich

Immer wieder für den guten Augenblick kämpfen

Potenzialentfaltung in der Auseinandersetzung

Entwicklung heißt Stabilität

Ausbalanciert leben

Eine Grenzsituation ist die letzte Phase. Immer öfter in letzter Zeit habe ich auf meinen Lesereisen im Gästezimmer eines Pflegeheims übernachtet. Ich mache das ganz bewusst, da ich den Menschen mit Demenz im Endstadium begegnen möchte. Die Pflegeheime sind sehr unterschiedlich organisiert. In einigen gibt es ein Miteinander der Senioren mit und ohne Demenz. In anderen sind die hochgradig demenziell veränderten Menschen in einem separaten Stockwerk abgetrennt. Ich suche gerade diese Begegnungen, indem ich in ihre Welt eintrete. Sie werden nun fragen: Warum tut sie sich das an? Zum einen finde ich es faszinierend, zu sehen, was einen Menschen am Ende noch ausmacht. Wie sehr diese Menschen auf Hilfe angewiesen sind, ist sehr traurig mit anzusehen. Die spannende Frage ist: Wird es mir auch einmal so gehen? Paradoxerweise hole ich mir sogar Kraft aus diesen Begegnungen, denn sie spornen mich an, mit ganzer Energie aktiv und lebensbejahend zu sein, um so lange wie möglich in meinem jetzigen Zustand zu bleiben.

Immer nur weinen

Ich bin aktiv. Ich bin immer dabei, bei jeder Tagung, jedem Meeting und jeder Konferenz. Da stehe ich als Sprecherin, als Kritikerin und Aktivistin mit ganzem Herzen, mit all meiner Kraft für uns Menschen mit Demenz und unsere Angehörigen. Und dann kam diese Einladung, auf einem Weltkongress zu sprechen, zusammen mit Wissenschaftlern und Forschern. Allesamt Aktivisten, die der Demenz ein neues Gesicht geben und ihr Land vertreten. Da treffe ich aber auch die Menschen, die nur noch gefühlsmäßig dabei sein können. Es war eindeutig, wie wichtig es sein würde, uns allen eine Stimme zu geben, unsere Ressourcen zu zeigen, mein Expertenwissen weiterzugeben. Für mich ist dies auch eine Frage der Solidarität: Demenz kennt keine Grenzen und mein Land muss vertreten sein. Meine Vorfreude war groß! Es ist unser Motto, das der Menschen mit Demenz weltweit: Kein Kongress über uns ohne uns! Als Hauptrednerin eingeladen von der Weltorganisation und dann ... Es stellte sich heraus, dass die Kosten nur anteilig übernommen werden können und ich den Rest selbst tragen muss. Ich bin empört! Es ist eine Diskriminierung in zweierlei Hinsicht. Es fehlt die Wertschätzung meiner langjährigen Arbeit. Zum zweiten weiß jeder, dass ich durch die Demenz in prekären Verhältnissen lebe. Ich muss ja seit der Diagnose um meine blanke Existenz kämpfen! Eine Kostenübernahme bei den Funktionären ist normal, aber nicht bei uns. Es war ein Affront nicht nur meiner Person gegenüber, sondern gegenüber allen Menschen mit Demenz in diesem Land!

Ich suche die Gespräche mit den Verantwortlichen. Leider ohne Erfolg. Aber ich gebe nicht auf. Ich wende mich an die sozialen Netzwerke und an meine internationalen Dementia Friends. Nur mit der Hilfe von Unterstützern kann ich weiter machen. Ich beugte mich. Sicher fiel es mir nicht leicht, über Facebook um Hilfe zu bitten. Aber ich habe es gemacht. Es blieb mir nichts anderes übrig. Um nicht in diesem Zustand der Hilflosigkeit zu verharren, habe ich auf diese Weise die Steine aus dem Weg geräumt. Und weinte dann vor Freude, als meine vielen „Gönner" mir die Reise durch Spenden ermöglichten.

Menschen mit Demenz im öffentlichen Leben

Was das Miteinbeziehen von Betroffenen in politische Gremien anbelangt, ist Deutschland im Vergleich zu vielen anderen Ländern noch nicht angekommen. Auch die Mitglieder, die Deutschland im EU-Parlament vertreten, sind aufgefordert, sich für das Thema stark zu machen und uns anzuhören. Erstaunlicherweise hat von allen Ländern Europas Rumänien die meisten Parlamentsmitglieder, die sich für Menschen mit Demenz einsetzen, nämlich insgesamt neun. Deutschland hat neben Malta, Finnland, Schweden nur einen einzigen! Das ist der Stand im März 2016. Diese Zahlen werden sich jedoch bis zum Erscheinen dieses Buches sicher wieder ändern. Wer sich dafür interessiert, kann die aktuellen Zahlen unter der EU-Parlamentsseite abrufen: www.europarl.europa.eu

In Deutschland haben sich in vielen Städten im Laufe der Jahre die Alzheimer Gesellschaften gebildet. Die erste deutsche Alzheimer Gesellschaft entstand vor 30 Jahren in München. Sie haben vor allem für die Angehörigen einen wichtigen Beitrag geleistet und leisten ihn noch heute. Leider haben sie es jedoch versäumt, den Fokus auf die Betroffenen, vor allem auf die Frühbetroffenen, zu legen und uns politisch zu vertreten. Sie sprechen von Teilhabe und meinen damit aber nicht, uns aktiv inhaltlich einzubeziehen, wenn z.b. eine Broschüre zum Thema „Was brauchen Menschen mit Demenz im Anfangsstadium" aufgelegt wird. Ebenso liegt beim Thema der beruflichen Teilhabe noch vieles im Argen: Berufliche Teilhabe heißt für mich nicht, von der Alzheimer Gesellschaft alle paar Wochen zu dritt oder zu viert in einer Klinik bei der Essenszubereitung zu helfen. Nur Kartoffelschälen oder Salat portionieren ist einfach zu wenig. Bei einem Messestand der Alzheimer Gesellschaft gehören wir Betroffene als Ansprechpartner im direkten Kontakt zu den Menschen dazu. Wir können den Menschen die Angst nehmen, sie informieren. Auch hier dürfen wir nicht einfach übergangen werden. Die Alzheimer Gesellschaften müssen die Stimme sein: von uns und mit uns. Dafür setzte ich mich ein und werde nicht ruhen, sondern streitbar bleiben, bis sich etwas bewegt. Denn mein Engagement zielt auf Veränderung ab, nicht auf Stillstand. Diese Punkte sind mir sehr wichtig und ich werde jeden Medienauftritt nutzen, um sie zu verstärken.

Auch Prominente sollten sich für das Thema einsetzten, so wie sie sich einsetzen für krebskranke Kinder, HIV usw. In England hat der bekannte Fantasy-Autor Terry Pratchett jahrelang öffentlich über seine Demenz gesprochen, jedoch gibt es in Deutschland bisher nur wenige Prominente, die sich zu ihrer Demenz bekennen und als Botschafter für uns sprechen. Schottland ist weltweit führend in Mitspracherecht von Demenzbetroffenen auf politischer und gesellschaftlicher Ebene. Schon vor über 10 Jahren hat das Gesundheitsministerium dort erkannt, dass die entstehende Arbeitsgruppe der Menschen mit Demenz einen willkommenen Impulsgeber darstellt, um die Herausforderung Demenz gemeinsam zu meistern. In den schottischen Kommunen arbeiten Menschen mit Demenz seit zwölf Jahren zusammen mit den Akteuren Projekte aus, sei es das demenzfreundliche Transportwesen oder Betreuung von Menschen mit Demenz in Kliniken. In Irland arbeitet die Arbeitsgemeinschaft „Menschen mit Demenz" genauso eng mit den verantwortlichen Akteuren zusammen und spielt eine bedeutende Rolle in der Politik.

Die europäische Arbeitsgruppe der Menschen mit Demenz wurde 2012 gegründet. Sie tagt drei bis vier Mal im Jahr in Brüssel. Ich bin die Vorsitzende dieser Gruppe, die eine beratende Funktion hat. Wir arbeiten u.a. an ethischen Aspekten in der Demenz. Wir erarbeiten Richtlinien, was demenzfreundlich bedeutet oder welche Möglichkeiten der Integration es für Menschen mit Demenz gibt. Wie können wir an unserem Arbeitsplatz bleiben? Das magische Wort heißt Empowerment. Empowerment kann man leider nicht sinnvoll übersetzen, auf Deutsch hieße es: „Ermächtigung". Da es in der deutschen Sprache kein gleichwertiges Wort gibt, benutzen wir es auch hier. Empowerment sind die Faktoren, die uns Menschen mit Demenz eine Lebensqualität bieten und der Ausgrenzung entgegenwirken. Empowerment ist ein starkes Mutmachen, ein Rückenstärken. Es tut gut, wenn wir es von anderen bekommen. Es gibt aber auch das Self-Empowerment. Ich praktiziere es ständig. Es ist mein Lebenselixier.

Menschen mit Demenz weltweit sind täglich über das Internet in Kontakt und veranstalten sogenannte Webinare. Das sind fest vereinbarte Online-Treffen zu verschiedenen Themen mit Aktivisten und Autoren.

Ich kenne einige Menschen mit Demenz, die gegen das Stigma kämpfen und sich als Autoren einen Namen gemacht haben. In den USA ist es der Psychologe Richard Taylor, der leider inzwischen verstorben ist. Christine Bryden und Kate Swaffer in Australien. Kates Buch „What the hell happened to my brain"[23] ist im Sommer 2016 erschienen.

Mir und meinen Dementia Friends ist gemeinsam, dass wir unseren Schwerpunkt nicht auf die Krankheit legen, sondern einen starken Drang zur gesellschaftlichen Veränderung haben. Mich treibt nicht so sehr die Frage an, welche Auswirkungen die Krankheit auf mein Gehirn hat, sondern was ich trotz der Krankheit bewegen kann.

Ich habe keine Lust mehr zuzusehen

Menschen mit Demenz wird heute zugehört – ihre Expertise ist wichtig. Die unterschiedlichsten Firmen, ob Industrie, Technologie oder Pharma arbeiten mit uns zusammen. Es ist ein Prozess, der manchmal jahrelang gehen kann: von der Planung zur Durchführung bis hin zur Evaluation. Es ist ein wertvoller beratender Beitrag, den nur wir Betroffene leisten können. Es sind Tagungen, Workshops, Fortbildungen,

---

23 http://kateswaffer.com

Vorträge, die wir halten. Es sind Gremien, in denen wir aktiv mitarbeiten. Es handelt sich dabei immer um renommierte Namen und Konzerne – egal ob ich von Nestlé, Lilly, Tena oder Roche spreche: Unsere Mitarbeit qualifiziert das Projekt oder Produkt; mehr sogar, es verleiht ihm ein Alleinstellungsmerkmal. Es sind die Akteure oder Referenten, die sich mit und durch die Zusammenarbeit mit uns Menschen mit Demenz profilieren und dabei von Teilhabe sprechen. Es sind unsere genialen Ideen, ob es sich um Strategien in der Demenz oder ob es sich um innovative Projekte handelt – wir leisten Pionierarbeit!

Nein, ich habe keine Lust mehr zuzusehen!

- Den Workshops oder Konferenzen für deren Teilnehmer wir ein Magnet sind.
- Den Konzernen, die ihre Produkte besser platzieren – bei 50 Millionen Personen Zielgruppe – errechnen Sie es selbst!
- Der Politik, die von Inklusion spricht und sie nicht umsetzt.

Ich habe keine Lust mehr zuzusehen

- wie unsere Arbeit gepriesen wird und als unverzichtbar gilt.
- wie die Revolution, die die Menschen mit Demenz weltweit bewirken, verdrängt wird.
- wie es all denen schmeichelt, wenn sie von unserem wertvollen Beitrag hören.
- wie all jene, die in Talkshows auftreten, sich als Helden fühlen, nur weil sie eingeladen werden.

Nein – ich habe keine Lust

- auf Arbeit in der sogar die kleinste Anerkennung fehlt!
- auf Umschwärmen, weil ich gerade in meiner artikulierten Demenzweise in die Tagung passe!
- auf gefakte Teilhabe!

Ich habe Lust

- auf ein echtes Miteinander auf Augenhöhe.
- auf Respekt für mein Engagement mit meiner Demenz.
- auf Wertschätzung mit Teilhabe in Gremien, in denen meine Stimme zählt.

- auf Honorierung auf der gleichen Basis wie jeder andere, der arbeitet.
- auf die Berührung der Herzen.

Ich habe große Lust und die Kraft, dies zusammen mit euch zu ändern!

Soziale Kommunikation

In unserer vermeintlich hochzivilisierten Welt ist die soziale Kommunikation zutiefst gestört. Wir werden von klein an darauf trainiert, unseren Vorteil zu suchen. Die wichtigste Frage ist: Was bringt mir dieser Kontakt? Ist dieser Mensch für meine Karriere von Vorteil? Was ich im anderen wahrnehme, hängt also davon ab, wie hoch sein gesellschaftlicher Wert ist. Über den bedürftigen Mitmenschen, den Obdachlosen auf der Straße steige ich teilnahmslos oder mit schlechtem Gewissen hinweg. Den Geschäftsmann mit Krawatte dagegen schätze ich hoch. Hier ist ein Umdenken nötig, denn jeder Mensch ist wertvoll. Auch und gerade der vom Schicksal Gebeutelte. Die Demenz hat mich gelehrt, das Wesentliche im anderen, seine inneren Werte zu schätzen. Und sie hat mich vor allem eines gelehrt: Demut.

Ein wesentlicher Teil, mit der Demenz zu leben, ist die innere Haltung dazu, ich nenne es Selbstmanagement. Das heißt: Du bestimmst den Rhythmus deiner Tagesaufgaben. Es geht es um deine eigene Disziplin, dein eigenes Trainingsprogramm. Frage dich: Wie erhalte ich meine Fähigkeiten? Du brauchst täglich Bewegung. Was liegt dir: Spazierengehen mit dem Hund? Rad fahren? Schwimmen? Wandern? Das mentale Training ist die Übung für deinen Geist. Lies Texte, die du interessant findest. Markiere sie und schreibe sie ab. Tausche dich darüber mit anderen aus. Der aktive Austausch ist ganz wichtig. Sprechen ist wichtig, sonst wird das Gedächtnis nicht gefordert. Die Pfeiler, die dich stützen, sind vor allem die sozialen Kontakte. Ganz wichtig ist es auch, dir etwas Gutes zu tun. Sei es dein Lieblingsdessert, sei es eine Blume oder ein Besuch im Theater. Pflege deinen Lebensstil und achte darauf, ihn der neuen Langsamkeit anzupassen. Achte auf deine innere Zufriedenheit und deine Balance. Fühle dich geerdet. Lass die Demenz deine Lehrmeisterin sein.

Etwas für andere tun – TrotzDEM

Zurückgeben, was wir bekommen. Die Erwartungen des Erkrankten lauten: „Ich will Teil der Gemeinschaft sein, will verstanden werden. Ich will nicht nur Hilfe annehmen, sondern auch etwas für andere tun. Ich will nicht Objekt der Barmherzigkeit sein, sondern ein gleichrangiger Partner." Der pflegende Angehörige sollte sich die Frage stellen: „Finde ich bestimmte Aspekte der Demenz auch in mir? Gibt es bei mir blinde Flecken, die ich mir ansehen sollte? Ist mir bewusst, dass auch Erkrankte eine Empathiefähigkeit haben und mich intuitiv verstehen? Gehe ich achtsam mit meinem Angehörigen um?"

Achtsamkeit ist eine Qualität der Geistesgegenwart. Damit ist gemeint, ganz im Augenblick Da-zu-Sein und dadurch ganz Im-Kontakt-Sein mit seinem Gegenüber. Durch besondere Übungen kann man lernen, sich nicht in düsteren Gedanken zu verlieren, sondern innezuhalten und die Aufmerksamkeit ganz auf den Augenblick, das Jetzt zu lenken. Die innere Haltung soll frei werden von starken Gefühlen, seien es positive oder negative. Die so gefundene innere Balance wirkt sich positiv auf den alltäglichen Umgang mit belastenden Situationen aus und hilft dabei, das eigene Alltagsleben bewusster und angenehmer zu gestalten.

Ich bin nicht Du

Damals warst du schwach
Heute bist du stark
Damals gabst du alles ab
Heute nimmst du alles ab
Damals warst du blass
Heute strahlst du
Damals trug ich dich auf Händen
Heute trägst du meine Last
Damals sahst du zu mir auf
Heute bist du mein Star
Ich bin zerbrechlich
Du bist mein Fels
Ich erlösche
Du lebst auf
Ich bin nicht du
Nur ich spüre meine Trauer
Nur ich lebe in meiner Welt
Nur ich kann meinen Weg gehen
Verstehe bitte – ich bin nicht du!

Ein großes Thema, das wir nicht vernachlässigen dürfen, ist Migration und Demenz. Auch die Einwanderer Deutschlands altern, und es entstehen im Bereich der Pflege neue Herausforderungen, Bedürfnisse und Erwartungen. „Die Wünsche und Bedürfnisse von Einwanderern bei der Pflege im Alter werden einer Studie zufolge noch zu wenig in der Praxis berücksichtigt. Wohlfahrtsverbände, Krankenhäuser und Ausbildungsstätten beschäftigten sich seit Jahren mit der Frage nach einer kultursensiblen Pflege. So wünschen sich einer Studie zufolge 27 Prozent der Muslime eine Pflegekraft mit gleicher Religion. Bei christlichen Befragten sind es nur neun Prozent. Rund 74 Prozent der muslimischen Frauen wollen im Alter auch von einer Frau gepflegt werden. Bei christlichen Frauen sind es demgegenüber 51 Prozent und bei denjenigen, die keiner Religionsgemeinschaft angehören, 33 Prozent. Schätzungen zufolge wird die Zahl der Pflegebedürftigen mit Migrationshintergrund von aktuell 285.000 auf 481.000 im Jahr 2030 steigen."[24] Immer und unter allen Umständen, ob mit Einwanderungsgeschichten oder anderen Besonderheiten, gilt: **Heraus aus der Passivität, werdet nicht abhängig von Medikamenten, sondern genießt das Leben!**

Auch dem Thema Sexualität und Demenz sollte Raum gegeben werden. Das gesellschaftliche Bild von Sexualität im Alter wird sich aufgrund der demografischen Entwicklung grundlegend verändern. Schaut man in die einschlägige Fachliteratur, könnte man den Eindruck gewinnen, die Sexualität von Menschen mit Demenz sei an sich schon eine „herausfordernde, problematische Verhaltensweise"! Ist Sexualität im Alter, insbesondere bei Menschen mit Demenz, ein Tabu? Wie aber damit umgehen? Wie jeder andere Mensch haben wir unsere Wünsche und Bedürfnisse. Unsere Sehnsüchte nach Berührung werden sich sogar, je nach Form der Demenz, verstärkt äußern. Was bleibt, ist die Emotion und die Suche nach Nähe und Begegnung. Das Thema Sex und Demenz muss enttabuisiert werden. Auch hier ist Aufklärung nötig. Im Fokus stehen seit 2014 bei Konferenzen auch Demenz bei gleichgeschlechtlichen Paaren und bei Menschen mit Down-Syndrom. Lösungsansätze können nur entstehen, wenn wir diese Themen

---

24 http://www.migazin.de/2015/11/18/studie-pflegewuensche-bei-einwanderern-noch-zu-wenig-beruecksichtigt/

aus der Tabuzone hervorholen, wenn die Betroffenen auf Augenhöhe angesprochen und als dazugehörig einbezogen werden.

Neulich fand ich in der Mülltonne ein verdorrtes Orangenbäumchen. Jemand hatte es weggeworfen. Die Blätter waren welk, es sah trostlos aus. Ich nahm es mit in meine Wohnung, pflanzte es in einen neuen Topf und gab ihm einen schönen Platz in meinem Wintergarten. Ich berührte es jeden Tag und sprach ihm Mut zu. Nach drei Wochen hatte es sich erholt. Es trieb neue Blätter aus und setzte sogar kleine Orangenfrüchte an. An diesem Beispiel will ich deutlich machen, dass auch Menschen mit einer Demenz fähig sind, sich einfühlsam zu verhalten. Vielleicht bin ich, seit ich mit einer Demenz lebe, sogar einfühlsamer als früher. Ich vertrete die Ansicht, dass die Psyche in der Demenz sich weiter differenzieren kann. Auch wir sind fähig, uns zum Positiven zu verändern.

Etwas Gutes für andere tun, das fühlt sich gut an. Wenn sich jedoch derjenige, dem geholfen wird, nicht gut dabei fühlt, besteht eine Schieflage. In einer Partnerschaft, in der z.B. der Mann immer der Dominante war, wird die Frau als Begleiterin in der Demenz wachsen, weil sie nun den starken Part übernimmt und sie daran reifen kann. Helfen und Begleiten kann aber auch eigennützig sein. Eigennützig ist es dann, wenn nur der Helfende sich gut fühlt. Jemand tut etwas Gutes, weil er oder sie nicht anders kann, weil man sich sonst schlecht fühlen würde. Wenn Wohltätigkeit aber eine Einbahnstraße ist, ist dies ein Zeichen dafür, dass etwas schief läuft. In einer intakten Welt würden wir keine Wohltätigkeit benötigen, weil jeder das hätte, was er braucht, und alle gleich wären. Wenn ich Bettlerinnen, Bettler und wohnungslose Menschen sehe, schäme ich mich dafür, dass man in unserer Gesellschaft nicht mehr dafür tut, die Schere, die zwischen Arm und Reich auseinanderklafft, zu bekämpfen. Früher war ich wohlhabend und gut situiert. Durch die Demenz bin ich sozial abgestiegen. Die Verantwortung einer Alzheimer Gesellschaft sollte auch nicht nur darin bestehen, uns und unsere Angehörigen zu beraten, sondern aktiv die Teilhabe von uns Menschen mit Demenz zu fördern.

Seit Neuestem gibt es die sogenannten Demenzdörfer. Es sind Wohnanlagen, die angelegt sind wie ein Dorf, mit Supermarkt, Post, Cafeteria, Theatersaal, Garten und sogar Straßen mit ansprechenden Namen.

Es sind nach außen abgeschlossene Inseln. Von der Architektur her sind diese Dörfer so gestaltet, dass die Bewohner nicht hinausfinden. Dies soll der Weglauftendenz entgegenwirken. Eine übersichtliche Welt, die mir als Patient Sicherheit und Geborgenheit bietet. Die Bewohner erhalten Spielgeld und können so tun, als ob sie einkaufen würden. Es gibt Bushaltestellen, an denen sie warten können. Diese Demenzdörfer werden von vielen Interessierten besucht. Sie bestaunen, ja bewundern sie. Das Konzept wird angepriesen als die neue Wohnform für Menschen mit Demenz. Auch die Medien berichten positiv darüber. Viele Kommunen wollen das Konzept übernehmen, denn es erscheint als Ideallösung, um mit Menschen mit Demenz umzugehen: Hier haben die Menschen mit Demenz alles, was sie brauchen. Aber wo bleibt die individuelle, personenzentrierte Betreuung? Und vor allem: Wo bleibt meine Freiheit?

Haben diejenigen, die diese Dörfer konzipiert haben, uns Betroffene vorher gefragt? Wurden die Menschen, die hier wohnen, gefragt, ob sie hier leben möchten? Mein Einwand dabei ist: Können diese Menschen überhaupt antworten und argumentieren? Oder können sie nur noch freundlich abwesend lächeln und Sie würden das als Zustimmung auffassen. Jetzt sind Sie beruhigt: Sie haben den besten Weg für mich gewählt. Wohlgemerkt, Sie! Sie argumentieren: „Die Demenzphase meines Angehörigen ist schon so fortgeschritten, dass er gar nicht merkt, dass der Supermarkt nicht echt ist. Wir tun ‚so als ob' – und alle sind zufrieden. Durch einen Vertrag wird den Angehörigen zugesichert, dass der Tagesablauf des zu Betreuenden minutiös geplant ist, dass eine Vielzahl an Aktivierungsmöglichkeiten angeboten wird. Ich empfinde das als zu viel Bespaßung.

Mir ist es wichtig, dass mich echte, ehrliche Menschen begleiten. Ich möchte das Sinnliche, Düfte, Bilder, vertraute Stimmen und Gegenstände, die mich in meiner früheren Welt umarmen. Ich brauche mein Zimmer, mein Bett, die mir vertraute Umgebung, die mir Sicherheit gibt. Das macht mich zufrieden! Vielleicht rede ich mich bei diesem Thema so sehr in Wut, weil ich selbst keinerlei herausforderndes Verhalten oder Weglauftendenz in welcher Form auch immer an den Tag lege. Lasse mich in meinem Rhythmus in meinem „Land des Vergessens". Bemühe dich nicht ständig, mir ein „Programm" zu machen.

Ich bin glücklich, wenn du mich brauchst und mir kleine Aufgaben zuteilst – und vor allem, wenn meine geliebten Tiere mir weiterhin Gesellschaft leisten!

Wieso leben wir nicht in gemeinschaftlichen Wohngemeinschaften und ergänzen uns gegenseitig? Wieso gibt es nicht auch für uns Menschen mit Demenz Patenschaften, die das Emotionale in den Vordergrund stellen? Frage dich mal, wie möchtest du dein Leben in der Demenz gestalten? Abgeschieden in einem Demenzdorf, in einer Scheinwelt, in der du brav auf einen Bus wartest, der dich nirgendwo hinbringt? Möchtest du, dass man dir auf Augenhöhe begegnet, oder möchtest du doch lieber beschummelt und ausgetrickst werden? Ich möchte, dass du mich heute ernst nimmst, heute, da meine Gedanken stark sind. Und wenn wir gemeinsam einen Weg finden, dann lass mich los.

Und ich bin happy, glaube mir!

Kapitel 11
Mut machen

· *Leichtigkeit*

· *Schwerelosigkeit*

· *Dankbarkeit*

· *Unendlichkeit*

· *Versuchung*

· *Vergebung*

· *Verherrlichung*

· *Erfahren*

· *Erleben*

· *Erblühen – TrotzDEM*

Ich habe gelernt, mit meiner Krankheit zu leben. Aufgeben kommt nicht infrage! Viele bezeichnen mich als die Mutmacherin. Dabei muss ich Ihnen sagen, mein Mut entspringt aus der Dankbarkeit. Ich sehe es als meine Aufgabe an, über meine Erfahrung zu sprechen, aufzuklären. Ich bin sehr glücklich, diesen Platz im Leben gefunden zu haben. Nur wer über fundiertes Wissen verfügt und Eigeninitiative zeigt, wird mit einer gewissen Leichtigkeit den Demenzweg gehen. Mein Wunsch ist es, dass sich alle Betroffenen und Angehörigen intensiv mit den Symptomen der Demenz befassen und den Fokus auf die noch existierenden Fähigkeiten richten. Ich bestärke die Menschen darin, aktiv und informiert damit umzugehen. Die Patienten sollen selbstbewusst auftreten und ihre Rechte einfordern.

Ich bin davon überzeugt, dass jeder von uns mit einer entsprechenden Teilhabe so lange wie möglich ein autonomes und selbstständiges Leben führen kann. Mut machen und sich Mut zusprechen lassen, das ist für mich der Schlüssel für die kraftvollen Begegnungen, die die Gesunden und die Kranken gegenseitig bereichern. Kraft schöpfe ich beim Lesen wunderbarer E-Mails und Briefe, die meine Fans mir schreiben.

Hier einige Beispiele:

Mach mal Pause, Helga, und komm auf einen Kaffee bei mir vorbei. Du arbeitest viel zu viel.

Annemarie vom Altenclub in M.

Liebe Frau Rohra,

ich schreibe Ihnen, als nicht Demenzbetroffene, weil ich mich bedanken möchte. Warum! Nun, Ihre Art, Ihre Präsenz und Ihre einmalige Selbstdarstellung haben auch mir sehr geholfen, und zwar als Vorbild, in Zeiten von Depression und Lebenskrise. Dafür möchte ich Ihnen sehr herzlich danken!

Monika D.

Hallo Frau Rohra,

danke vielmals für Ihren wunderbaren Vortrag von heute Abend. […] Ich bin sehr dankbar, dass Sie mit diesem Thema an die Öffentlichkeit gegangen sind. Alles Gute weiterhin für Sie und viel Kraft für Ihre engagierte Arbeit!!!!

Mit freundlichen Grüßen
Birgit F.

Liebe Frau Rohra,

Sie sind wahrlich ein Segen für viele!

Herzlichst
Brigitte S.

Hallo Frau Rohra,

Mich erstaunt es sehr, wie offen und mit wie viel Kraft Sie Ihr Leben meistern. Als Demenzbegleiter muss ich zugeben, dass ich Ihre Demenzkrankheit (Lewy-Body-Demenz) nicht kannte. Wie Sie sehen, muss auch ich noch vieles dazulernen. Ich habe Sie ja schon oft im TV gesehen ... dachte mir: was für eine Power-Frau ... mein Gott, eine Frau, die Demenz hat, und dabei noch so offen auf den Tisch haut ... einfach nur klasse!

Liebe Grüße
Mario

Sehr geehrte Frau Rohra,

Sie sitzen noch im Zug nach Hause, und wir möchten Ihnen danke sagen für diesen überwältigenden Abend. Er war ein großer Gewinn für uns alle. Bitte kämpfen Sie weiter. Alles, alles Gute für Sie und Ihren Sohn.

Herzliche Grüße aus Schwabmünchen.

Ursula S. und Irene R.

Schülerin, 10. Klasse:

Wir behandeln das Thema Demenz und sind bei den Recherchen auf Sie gestoßen. Ich bewundere Sie, wie Sie sich für MmD einsetzen, und stellen Sie sich vor, am Freitag, bei unserer Schularbeit, kommen Sie als Thema dran.

Eine Powerfrau. Sie strahlen so viel Stärke, aber auch Empfindlichkeit aus. Es ist schön, Sie kennengelernt zu haben. Ihre Botschaft versuche ich, den Menschen, die zu uns in die Pflegeberatung kommen, egal ob Angehöriger oder Betroffener, weiterzugeben. Sie sind aber auch ein Mensch, der anderen Menschen, egal mit welchen körperlichen oder psychischen Einschränkungen, Kraft gibt. Sie sind eine tolle Frau, ein Mensch, der seinen Lebenslauf und seine Gegenwart dafür einsetzt, um anderen zu zeigen, welche Kraft in einem stecken kann. Bleiben Sie so, wie Sie sind.

Herzliche Grüße
Melanie H. aus L. am Bodensee

Kapitel 12
Ethik

WARTEN

ERWARTEN

ABWARTEN

Worauf?

Etwas soll geschehen

Unruhe

Angst

Frage warum?

Suche – wie damit umgehen

Meine Haltung jetzt ...

Unter Ethik verstehe ich die Freiheit, selbstbestimmt Entscheidungen zu treffen. Es gibt die ethische Verpflichtung der Gesellschaft, jeden Menschen unabhängig von seinen Einschränkungen oder einer Behinderung als wertvoll zu sehen. Viele jedoch leben auch heute noch in Isolation, von Teilhabe keine Spur. Jeder Mensch hat den anderen gegenüber eine ungeschriebene Verpflichtung. Menschen mit Demenz müssen gefördert und in ihren sozialen Interaktionen unterstützt werden. Eine wichtige Rolle spielen die Sozialverbände. Der größte Sozialverband, der VDK mit über 600.000 Mitgliedern, hat das Thema aufgegriffen und sieht vor allem den sozialen Abstieg durch die Demenz, das Armutsrisiko. Wir Betroffenen und Angehörigen müssen uns solidarisieren und gemeinsam für unsere Rechte eintreten.

Schon im Anfangsstadium haben Menschen mit Demenz einen Anspruch auf Hilfe. Wir dürfen nicht warten, bis zu der Demenz noch eine psychische Notlage dazukommt. Es braucht eine psychosoziale Begleitung von Anfang an. Der ideale Fall wäre, dass mein Hausarzt, mein Neurologe, mein Ergotherapeut und mein Musiktherapeut zusammenarbeiten. Aus eigener Erfahrung ist dies wichtiger und wesentlicher als die medikamentöse Versorgung. Die Gesellschaft muss Rahmenbedingungen schaffen, dass gut ausgebildete Carer mich und meine Familie in meiner Demenz begleiten. Es geht um eine interdisziplinäre Zusammenarbeit zwischen Ärzten, Pflegenden, Ergotherapeuten, Sprachtherapeuten und allen Bereichen mit dem Ziel, die vorhandenen Ressourcen zu stärken.

Meine Vision von einer demenzfreundlichen Gesellschaft ist, von Anfang an für Inklusion zu sorgen und eine Besinnung auf die alten Werte wie Zusammenhalt, Solidarität und Eintreten jedes Einzelnen für Jeden zu pflegen. Australien ist hier ein Vorbild, denn dort wird die Entstehung der Selbsthilfegruppen unterstützt und die Menschen mit Demenz werden angehört. Diese Gruppen nennt man co-edukativ. Ein weiteres vorbildliches Beispiel kommt aus den Niederlanden. Dort unterstützen die Wohlfahrtsverbände die Patienten gleich nach der Diagnosestellung, loten ihre Ressourcen aus und beraten bei den Möglichkeiten ihrer Integration. In Deutschland laden inzwischen zwar Malteser und Johanniter auch zu Vorträgen ein, ein konkretes Beratungsangebot, was die Integration betrifft, gibt es allerdings noch nicht. Meine Vision ist es, in Deutschland einen Demenzbeauftragten zu haben, ähnlich der Funktion eines Behindertenbeauftragten.

„Inklusion heisst, dass wir begreifen, dass auch nicht behinderte Menschen ein Recht darauf haben, mit Menschen mit Behinderung zusammen zu leben [...]."[24]

(Raul Krauthausen)

---

[24] Raul Krauthausen ist ein Aktivist, Autor und Berater für Inklusion und Barrierefreiheit. http://raul.de

Es geht um mehr

Es geht um mehr – trotzdem
Es geht um Träume
Es geht um Gefühle
Es geht um Stärke
Es geht um Veränderung
Es geht um mich
Es geht um dich
Es geht um uns – TrotzDEM
Es geht TrotzDEM um mehr

Kapitel 13
Nützliche Tipps für den Alltag

Ich erwarte von meinem Arzt, dass er mir nicht nur eine Fülle an Tabletten verordnet, sondern mir nicht-medikamentöse Therapien anbietet, die auf mich ganzheitlich abzielen und nicht nur auf das Syndrom Demenz. Diese Angebote sollten sofort nach der Diagnose gemacht werden, um eine Depression zu vermeiden. Ich will und soll meine Fähigkeiten erhalten und wenn möglich verbessern. Das tut mir in meinem Alltag gut und auch meiner Seele.

Eine Ernährungsweise, die schon präventiv wirken kann und mich auch später in meiner Demenz unterstützt, ist die ketonreiche Ernährung[25] (mein Vorwort zu dem Buch von Dr. Mary Newport: Mit Keton-Diät Alzheimer und Demenz vorbeugen). Es sollten nie fehlen: Kokosöl, Ziegenprodukte, Fisch, frisches Gemüse, und mal ein Glas Rotwein. Auf Fleisch sollte verzichtet werden.[26]

Es gibt eine Vielzahl von ergänzenden Therapien, die uns helfen und den Abbau unserer kognitiven Fähigkeiten verzögern. Hierzu zählen: Ergotherapie, Logopädie, Musiktherapie, tiergestützte Therapie, Kunsttherapie und Sportangebote. Abhängig vom Alter, von der Demenzform und der Biografie wird jeder Patient anders auf die Therapie ansprechen. Wir benötigen erfahrene Therapeuten, die unsere Individualität in den Mittelpunkt stellen.

Die **Ergotherapie** kann mit uns Abläufe des Alltags einüben, die früher eine Selbstverständlichkeit waren. Wir wissen nicht mehr, wie eine Kaffeemaschine, eine Waschmaschine oder das Einkaufen geht. Bei der Ergotherapie werden die Grob- und die Feinmotorik trainiert. Voraussetzung ist immer: die Kreativität und die Empathie des Ergotherapeuten und der Wille und die Disziplin sowie die Freude des Pati-

---

25 Hinweis: Dies ist bisher nicht wissenschaftlich belegt.
26 Die Ernährungsvorschläge sind Helga Rohras eigener Erfahrung entnommen und sind als Vorschläge und nicht als medizinische Vorgaben zu verstehen.

enten. Wenn die Kommunikation stimmt, dann funktioniert das wunderbar. Von den Angehörigen höre ich oft, dass die Patienten nichts annehmen wollen. Dann rate ich, Geduld zu haben, bis die Trauerphase verarbeitet und der Lebensmut wieder so groß ist, dass ein solches Angebot angenommen wird. Neulich fand in Stuttgart der Ergotag mit dem Motto statt: „Mittendrin statt nur dabei – Ergotherapeuten sind Inklusionisten". Solche Aktionen sind sehr weiterführend und überaus nachahmenswert.

Sprachtherapie/Logopädie: Die Sprache ist der Schlüssel zur Welt. Bei den meisten Demenzformen gibt es Wortfindungsstörungen. Das liegt daran, dass der Zerebralkortex, das Sprachzentrum im Gehirn, betroffen ist. Das tägliche Üben und die Freude an den kleinen Schritten sind hier ausschlaggebend für den Erfolg.

Musiktherapie wird seit jeher als Königsweg bezeichnet, um die Herzen zu berühren. Durch die tiefe seelische Resonanz, die Musik auslösen kann, kommt manchmal auch ein Stück Erinnerung zurück. Ob alte Volkslieder oder Musik aus der Jugend, sofort ist der Liedtext eines alten Volkslieds wieder parat und man staunt, wenn selbst Hochbetagte gar ein dutzend Strophen auswendig singen können. Unsere Generation steht eher auf John Lennons „Imagine" oder „Geboren, um zu leben" von „Unheilig". Das ist übrigens mein Lieblingssong.

Tiertherapie: Ich bin ein Fan der tiergestützten Therapie. Ein Tier nimmt dich bedingungslos an und freut sich. Das motiviert mich, mit dem Tier in Berührung zu kommen und an mir zu arbeiten. Viele Menschen wünschen sich einen Hund, ein Häschen oder ein Kleintier. Diesem Wunsch sollte man nachkommen, weil es den Menschen gut tut. Auch später, wenn die Demenz fortgeschritten ist, helfen uns die Tiere. Auch Menschen mit Demenz, die früher keine Tiere hatten, lieben meistens die Begegnung mit einem Tier. Mit ihnen versteht man sich ohne Worte.

Kunsttherapie: Die Kunsttherapie bietet die Möglichkeit, auf kreative Weise die Krankheit zu verarbeiten. Durch das Malen drücken wir uns aus und entdecken uns neu. Kreativität ist ein Schlüssel zum Unterbewusstsein. Es geht nicht darum, perfekte Kunstwerke zu erschaffen, sondern darum, Gefühlen eine äußere, sichtbare Form zu geben. Der schöpferische Akt an sich steigert das Selbstwertgefühl und verschafft den Betrachtenden einen ganz neuen Zugang zu meiner Welt.

Die **Biografiearbeit** geht davon aus, dass das Wissen über die Lebensgeschichte des zu Betreuenden zum besseren Verständnis und demzufolge zu besserer Pflege beiträgt. Wenn die Pflegenden die schönen Ereignisse, aber auch die (Miss-)Erfolge oder Schicksalsschläge ihrer Patienten kennen, können sie besser auf diese eingehen. Biografiearbeit erleichtert den Pflegealltag des Pflegepersonals, vor allem dann, wenn der Patient seine Bedürfnisse nicht mehr eindeutig äußern kann. Bedürfnissignale sind für die Pflegenden, die einen ressourcenorientierten Ansatz verfolgen, wichtige Hinweise darauf, was der Patient gerne möchte oder was er ablehnt. Die Voraussetzung für gute Biografiearbeit ist, dass zwischen Patient und Pflegekraft eine Vertrauensbasis besteht. Die Basis dafür ist die ehrliche Zuwendung der Pflegekraft mit Feingefühl und Diskretion, aufmerksames Zuhören ohne Wertung der Vergangenheit, denn der Patient spürt, ob die Begegnung wirklich herzlich ist oder nur geschäftsmäßig. Es wäre schön, wenn es bei uns so wäre wie in Holland. Dort wird darauf geachtet, dass meine Pflegerin eine ähnliche Biografie hat wie ich. Wenn es so ist, entsteht eine tiefere Verbindung zueinander, als wenn sie mich nur jeden Tag wäscht.

IMMER WIEDER IM JETZT

Ich freue mich täglich über die kleinste Geste.
Ich schätze ein Lächeln, ein Blick, der mir zusichert:
Du bist nicht allein.
Ich bin dankbar für jeden neuen Tag, an dem ich die Sonne sehe, aufstehen kann, etwas tun, was mich erfüllt.

Am Abend bin ich dankbar und freue mich auf morgen.

Ich lebe im Jetzt.
Es ist meine Welt und die einzig wahre.

Wie kostbar der Moment ist,
kann ich in der Demenz mehr schätzen.
Versuchen Sie meine Welt als die Ihre zu verstehen
und nehmen Sie sie an.

Vergessen Sie aber nicht, aus meiner Welt herauszutreten.

Und wenn ein Lächeln Ihr Gesicht verzaubert, dann weiß ich:
Sie sind jetzt reich, weil Sie das Jetzt leben
und es ist Ihr einzig wahres Leben.

Es ist alles, was zählt, trotzDEM.

Von Lamento zu Crescendo

Nach der Diagnosestellung – lamentieren
Danach – nur nicht vegetieren
Anfangen zu kritisieren,
Sogar protestieren und evaluieren
Mich solidarisieren
Neu definieren
trotzDEM – gelungen existieren
Ganz einfach
Aufhören zu lamentieren
In crescendo brillieren
trotzDEM

Kapitel 14
Ein Nachwort von Ulrike Bez

Es gibt dich, weil Augen [...] dich ansehn

(Hilde Domin)

Durch die öffentliche Präsenz von Helga Rohra wird das Bild der Menschen mit Demenz neu geprägt: ein Mensch mit noch existierenden Ressourcen, der für sich selbst spricht. Durch Austausch mit Schülern, Studenten und Pflegekräften in Ausbildung sowie mit Angehörigen und Frühbetroffenen gibt sie authentische Impulse an alle Generationen weiter. Durch ihre Fähigkeit zur Begegnung auf Augenhöhe nimmt sie uns die Angst vor der Demenz, schafft ein Bewusstsein für Prävention und für die ethischen Verpflichtungen der Gesellschaft. Sie hat ihre Inklusion selbst in die Hand genommen und setzt sich dafür ein, die Lebensqualität der Betroffenen zu verbessern, Strukturen und Netzwerke zu schaffen, um Mitsprache für Menschen mit Demenz zu erreichen und Diskriminierung aufzuzeigen und abzuschaffen. Aus eigener Erfahrung kennt sie die Diskriminierung, die sich innerhalb der Strukturen bilden. Es geht ihr darum, politischen Einfluss zu nehmen und das Demenzbild in der Öffentlichkeit zu verändern. Viel zu oft hört und liest man noch reißerische Sätze wie: „Horror Demenz", „Das lange Vergessen", „das stille Absterben". Solche Allgemeinplätze steigern die Fernsehquoten, werden aber den betroffenen Menschen und der Sache überhaupt nicht gerecht. Im Gegenteil, sie schaden ihr und schüren die Furcht. Helga Rohra setzt dem Prinzip der „Angstmacher" ihr Konzept der Mutmacherin entgegen, immer positiv und vorwärtsgewandt. Nicht nur deshalb sollten wir sie, und alle Menschen, die einen ähnlichen Ansatz verfolgen, nach Kräften bestärken.

Es war kein langer Abschied ...
Im Winter 2008 ging ich von München zurück in mein Heimatdorf, um meine Mutter zu pflegen. Ich setzte mich mit dem Phänomen ihrer Demenz auseinander und verarbeitete meine Erfahrungen in einem Kunstvideo, an dem eine Gruppe Hochbetagter aus dem Dorf mitwirkte. Das Video "auf augenhöhe"[27] und die dazugehörige Kunstausstellung lösten eine Welle der Sympathie aus. Die Themen Alter und Demenz wurden aus dem Kontext von Zuschreibungen wie „Defizit" oder „Krankheit" herausgelöst. Der von diesen Zuschreibungen befreite Blick entdeckte den Zugang „auf augenhöhe".

In der Rolle der pflegenden Angehörigen fand ich mich erstaunlich gut zurecht, denn die Resonanz meiner Mutter war ein vorbehaltloses Bejahen dieser Aufgabe, die das Leben an uns stellte. Am Ende konnte sie friedlich und heiter gehen. Rückblickend betrachtet, war es eine Zeit mit hohen Anforderungen, denn ich musste mich aus der Tochterrolle lösen, um mit meiner Mutter eine Begegnung auf Augenhöhe hinzubekommen. Wundersamerweise wurde ich Teil einer archaischen, dörflichen Kultur des Teilens, des Schenkens und des Getragenseins. Ein geheimes nährendes System, das für die Außenwelt gänzlich unsichtbar bleibt und das keine Sprache braucht. Es war kein langer Abschied, sondern eine tiefe Begegnung mit dem Leben selbst.

Eine Prävention, einen Schutz vor Demenz gibt es im eigentlichen Sinne nicht. Sicher ist jedoch, dass ein Leben in intakten Zusammenhängen und in lebendigen Gemeinschaften ein unschätzbarer Vorteil, ja, eine unverzichtbare Grundlage dafür ist, auch mit einer Demenz einen lebenswerten Alltag zu leben. Diese Gemeinschaftlichkeit sollten wir fördern. Gemeinschaftlich leben bedeutet die Entwicklung eines neuen WIR, eine Neudefinition davon, wie wir in Zukunft miteinander umgehen wollen. Es geht um gemeinschaftliche Wohnformen, betreute Wohngemeinschaften, aber auch um ein selbstbestimmtes Leben.

Eine Wegbereiterin dafür ist Helga Rohra. Mit einer high-potential-Aktivistin wie ihr zusammenzuarbeiten, ist spannend und herausfordernd zugleich. Sie sucht die Begegnung mit dem Gegenüber sowohl im Privaten als auch in der Öffentlichkeit. Wahrgenommen und

---
27 http://www.bezmedien.de/index.php/auf-augenhoehe

angenommen, erkannt und anerkannt zu sein, ist das Fundament, auf dem sie steht. Helga Rohra ist für mich die in ihrem Fundament Erschütterte, deren Selbstbild die Demenz ins Wanken brachte. Umso dringlicher sucht sie den bejahenden Blick, der das Ja zu sich selbst weckt.

„Es gibt dich", heißt ein Gedicht von Hilde Domin. „Dein Ort ist, wo Augen dich ansehn. Wo sich die Augen treffen, entstehst du …" Wer mich ansieht, erkennt meine Würde an. Selbstbewusstsein und Identität von uns Menschen hängen unmittelbar mit dem Ansehen zusammen. Wir leben nicht aus uns selbst, sondern sind zutiefst soziale Wesen, die sich aufeinander beziehen. Die Demenz lehrt uns, uns wieder mit diesem unserem innersten menschlichen Kern zu verbinden.

Es gibt dich

Dein Ort ist
wo Augen dich ansehn
Wo sich die Augen treffen
entstehst du

Von einem Ruf gehalten
immer die gleiche Stimme
es scheint nur eine zu geben
mit der alle rufen

Du fielest
aber du fällst nicht
Augen fangen dich auf

Es gibt dich
weil Augen dich wollen
dich ansehn und sagen
daß es dich gibt

(Hilde Domin)[28]

---

28 Domin, Hilde: Es gibt dich. Aus: dies., Gesammelte Gedichte. © S. Fischer Verlag GmbH, Frankfurt am Main 1987.

Auch als Hörbuch erhältlich:
Ja zum Leben trotz Demenz!

» *Demenz muss nicht das Ende sein. Demenz kann auch der Anfang für ein anderes, neues und gelungenes Leben sein.* «

Helga Rohra

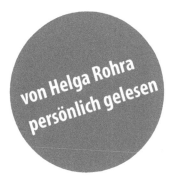

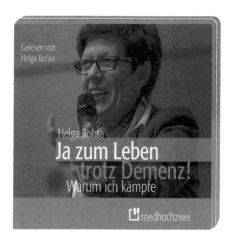

Helga Rohra spricht für sich selbst mit Kraft und Nachdruck. So hat sie auch dieses Hörbuch eingesprochen, welches ein paar Schwerpunkte aus ihrem neuen Buch konzentriert zusammenstellt.

Helga Rohra
Ja zum Leben trotz Demenz!
Warum ich kämpfe
Hörbuch. 2016.
€ 18,99. ISBN 978-3-86216-300-7

Bestellung unter:
www.medhochzwei-verlag.de/shop

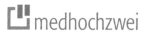

DEMENSCH
Für einen menschenfreundlichen Umgang mit Demenz

Das Buch

Demenz sehen Sie in diesem Werk von ganz neuen Seiten. Dafür sorgen u. a. Manuela Schwesig, Margot Käßmann oder Eckart von Hirschhausen, deren Texte trotz oder besser wegen des Themas Lebensmut versprühen. Dies gilt auch für die launigen Cartoons von Peter Gaymann. Er ist wie „Demensch"-Autor Thomas Klie überzeugt: Der Umgang mit Demenz ist eine Frage der Kultur – und Humor spielt dabei eine große Rolle.

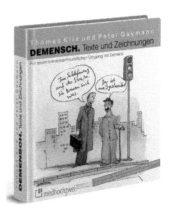

Peter Gaymann/Thomas Klie
DEMENSCH. Texte und Zeichnungen
XIII, 128 Seiten. Hardcover. Mit 28 farbigen Cartoons.
€ 24,99. ISBN 978-3-86216-224-6

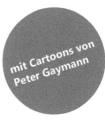

mit Cartoons von Peter Gaymann

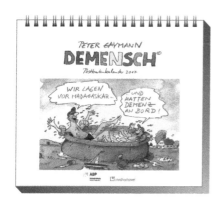

Der Kalender

Was dabei herauskommt, wenn der Zeichner und Cartoonist Peter Gaymann den Alltag von Menschen mit Demenz in Szene setzt, zeigt auch der neue AGP-Kalender DEMENSCH 2017. Gaymann bringt Dialoge zwischen Menschen mit und ohne Demenz auf Augenhöhe. Und er zeichnet die Mühe, die es kostet, sich in einem Leben mit Demenz erfolgreich zu behaupten, so munter wie mitfühlend nach.

Mit 12 Postkarten zum Heraustrennen und Verschicken!

Peter Gaymann/Thomas Klie
DEMENSCH Postkartenkalender 2017
18 x 16,5 cm. € 14,90. ISBN 978-3-86216-298-7

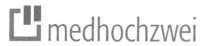

www.medhochzwei-verlag.de